# 요오드로 치유하는
# 유방암

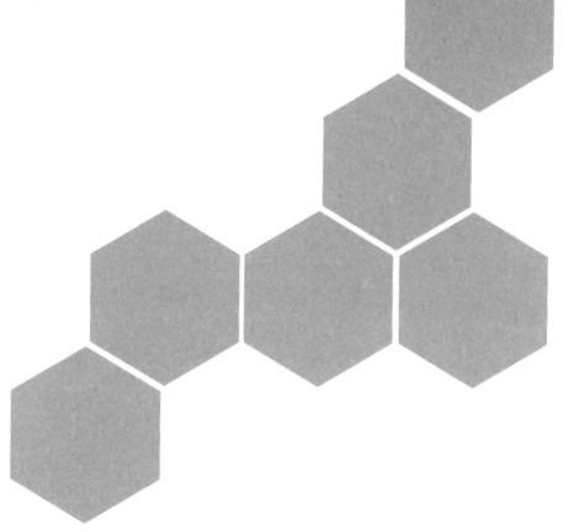

요오드로 치유하는

# 유방암

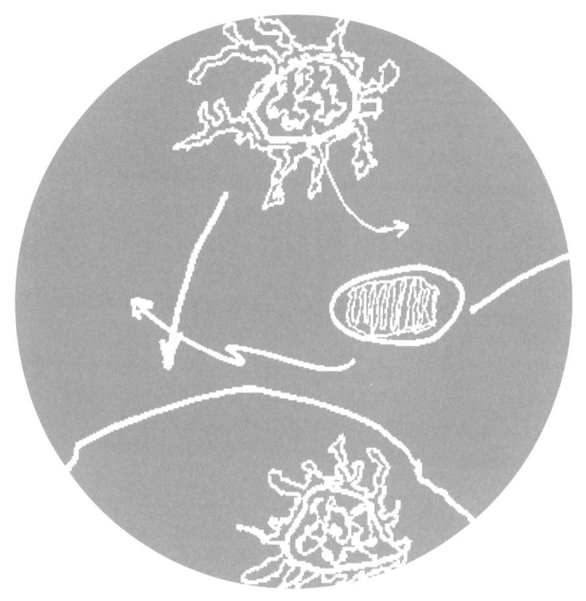

데이비드 M. 데리 의학박사 지음
대한만성피로학회·이진호·김준영 옮김

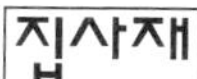

요오드로 치유하는 유방암

초판 1쇄 인쇄일 | 2016년 9월 20일
초판 1쇄 발행일 | 2016년 9월 26일

지은이 | 데이비드 M. 데리 의학박사
옮긴이 | 대한만성피로학회 · 이진호 · 김준영

발행인 | 최화숙
편집인 | 유창언
발행처 | 집사재

출판등록 | 1994년 6월 9일
등록번호 | 1994-000059호
주소 | 서울시 마포구 서교동 377-13 성은빌딩 301호
전화 | 335-7353~4
팩스 | 325-4305
e-mail | pub95@hanmail.net / pub95@naver.com


ISBN 978-89-5775-174-9 03510
값 14,000원

* 파본은 본사나 구입하신 서점에서 교환해 드립니다.

소울 메이트인 나의 아내 팻Pat에게
이 책의 출간에 대한 모든 감사를 전한다.
마조리 맥티넌Marjorie McKinnon과 프랭키 스테이플스Frankie Staples
역시 이 책을 쓰는 데 있어 중요한 역할을 해 주었다.
이 분들의 모든 노력에 매우 감사한다.

# 유방암의 요오드치료법

암은 더 이상 미스테리한 병이 아니다. 그리고 이제 우리는 점점 더 암으로 가는 중간 단계들을 예측할 수 있고 원인을 찾아낼 수 있으며 그것을 조절해 나갈 수 있게 되고 있다. 그 중 한 축을 크게 차지하고 있는 것이 바로 '요오드'이다.

몸을 해독시키고 세포자연사를 유도하고 생체 내 비정상적인 세포를 감시하는 생체 내 요오드의 기능, **항암 작용이 바로 그것이다.**

암을 국소질환이 아닌 만성대사 질환으로 접근해서 치료한 위대한 독일의 의사 '막스 거슨'은 이미 한 세기 전 말기암의 치료에 있어서 루골 솔루션액상요오드를 써서 성공적으로 치료했으며 일본의 의사 '모리 토키타카' 원장은 20여 년간 수만명의 말기암 환자를 MMK요오드요오드를 함유한 복합 제제로 치료하고 있다.

하지만 우리 국내 현실은 아직도 요오드에 대해 잘 모르고 있다. 우리가 아는 것은 감염에 효과적이며 갑상선 호르몬 생성에 필요하고 방사능 사태가 발생하면 먹어야 한다는 정도가 전부이다. 하지만 이 책에는 우리가 몰랐던 요오드의 항암 효과에 대한 원리와 기전들이 잘 설명되고 있다. 왜 요오드가 유방암을 예방하고 치유하는지 궁금하시다면 당신은 이 책을 읽고 그 답을 얻을 수 있을 것이다. 이 책은 2001년도에 출간되었으나 지금까지 널리 읽혀지고 있는 베스트셀러이며 얇은 분량의 책임에도 불구하고 전 세계에 영향을 끼친 명저이다.

요오드의 항암치료에 대해서는 전 세계적으로 많은 논문과 임상이 있다. 너무나도 많은 긍정적인 논문과 근거들이 많아서 그것을 보다 보면 왜 이렇게 효과적이고 안전한 치료제를 모르고 많은 여성들이 유방암의 공포에 두려워하는지 의아스러울 정도이다. 처음 이 책을 접했을 때 책 뒷부분에 나온 몇 개의 치료사례들을 보고 나는 놀라지 않을 수 없었다. 너무도 놀라워서 더 많은 자료들을 검색해 보았고 많은 외국의 여성 유방질환 환우들이 올린 호전 사례들을 발견하게 되었다.

유방질환에는 요오드가 중요하다는 것이 이미 상식처럼 되어 있었다. 당시에는 국내 요오드 제품이나 요오드부하검사 등이 전무해서 적용하기 쉽지 않았지만 어렵게 구해 환자들에게 적용해 보았다. 요오드를 먹고 도포했을 때 유방통이 호전되는 것을 보았고(갑상선 종대와 유방통증은 요오드 결핍의 명백한 신호이다) 유방암 환자분이 요오드를 복용하고 나서 '유방이 가벼워지고 풀리는 느낌이다'라는 주관적인 의견부터 여러 개 유방의 혹들이 줄어들거나 진행이 멈추는 것을 직접 목격하였다. 당신이 의사라면 수술 외에는 치료방법이 없다고 생각한 혹들이 단일 미네랄로 줄어드는 것을 경험했을 때 어떠한 느낌이 들었을 것이라 생각되는가. 그것은 환상적인 경험이 아닐 수 없다.

유방통은 유방의 대사가 뭔가 잘못되어 간다는 신호이다. 우리는 통증의 원인을 치료하는 것이 아니라 통증만을 진통제로 경감시켜 왔던 것이다. 마찬가지로 유방섬유선종 등의 혹이 발견되면 초음파로 추적관찰하고 모양이 나쁘면 조직검사를 할 뿐 원인을 찾는 검사나 식이 지도가 병원에서 잘 이루어지지 않고 있다. 조직검사 결과가 암이면 수술, 암이 아니면 추적관찰 외의 다른 치료적인 접근이 없다 보니 많은 여성들이 유방암을 두려워하지만 정작 올바른 예방은 못 하고 있었다고 생각한다.

미국 여배우 '안젤리나 졸리'를 기억하는가. 2013년 유방암 예방을 위해 유방절제를 한 것으로 기사화된 적이 있다. 이유는 유방암에 걸리기 쉬운 염색체의 변이가 있어서 암이 생기기 전에 미리 절제했다는 사실이다. 10년간 난소암으로 투병한 어머니에 대한 아픈 기억이 결심을 굳히게 했다고 한다. 안타까운 것은 그녀가 암이 국소문제가 아닌 전신적인 대사 문제라는 것을 몰랐던 사실이다.

유방암은 난소암 발생 위험과도 밀접하다. 절제를 통해서 예방하려면 난소도 같이 절제해서 여성성을 버려야 한다는 점이다. 이것은 전립선암을 예방하기 위해서는 전립선과 고환을 절제해야 한다는 논리와 비슷한 것이다.

그럼 어떻게 호르몬기관의 암을 예방할 것인가?

유방암, 자궁근종 등 여성호르몬 기관의 암 발생증가율의 큰 원인 중 하나는 유전자의 변화가 아닌(100년이란 기간은 유전자가 변화하기에는 너무 짧은 기간이다) 축산과 농업의 산업화에 따른 농약, 살충제의 남용과 플라스틱, 통조림 등과 같은 도시화의 결과로 오는 환경에스트로겐의 체내 축적에 의한 것으로 사료되고 있다. 지난 백 년간 인간의 유전자는 크게 변화된 것이 없지만 환경의 변화가 급격히 왔고 그 결과로 호르몬 기관의 암이 증가하고 있는 셈이다.

요오드는 환경에스트로겐 독소로부터 유방과 난소를 보호한다. 내분비 기능을 강화시키는 기능과 함께 해독작용을 통해 환경독소를 배출시킨다. 환경독소가 만연한 21세기에는 이러한 요오드의 효과가 더욱 절실한 상황이지만 요오드 섭취량은 지난 수십 년 전에 비해 감소되었다. 요오드의 섭취 부족도 암 증가의 원인 중 하나라고 볼 수 있다.

요오드 섭취량은 왜 감소했는가?

1948년 장 울프Jan Wolf와 카이코프Israel Chaikoff라는 의사가 '쥐의 갑상선 실험'에 관한 논문을 발표하였다. 쥐의 실험 결과를 토대로 요오드를 주입하면 갑상선 기능이 떨어진다는 내용인데, 이는 어디까지나 추정일 뿐이었고 실험에서 쥐는 갑상선 기능 저하증에 빠지지 않았으며 혈액에서 갑상선 호르몬조차 측정하지 않았다.

하지만 이 논문의 저자들이 이후 미국보건성에 근무하게 되면서 영향력을 끼쳐 논문은 사실처럼 인식되기 시작했다. 마침 이 시기에 개발된 합성호르몬의 열풍과 함께 갑상선 질환의 치료방법이 요오드에서 갑상선 호르몬제로 바뀌게 된다. 요오드로 치료하던 갑상선 질환들을 갑상선 호르몬으로 대체하게 된 셈이다.

이후로 갑상선 관련 질환들이 증가하였음이 각종 통계를 통해 증명되었으며, 요오드 섭취 감소로 인해 대사 기능이 떨어지고 브롬, 불소의 독소 축적이 늘어나게 되면서 다양한 질병의 발병률이 높아지게 되었다. 신진대사가 떨어져 나타나는 저체온증으로 인한 비만과 피부 건조, 아토피, 면역력 저하는 만연해졌고 특히 갑상선, 유방, 자궁, 난소, 전립선 등 분비샘 관련 병증은 가파르게 상승 중이다. 게다가 어린 나이에 이미 갑상선, 유방, 자궁, 전립선 등과 같은 호르몬 기관 질환이 나타나고 있다.

현재까지도 요오드는 갑상선에만 작용하고 저장되는 것으로 알고 있는 사람들이 많다. 요오드는 갑상선보다 그 외 조직에 더 많이 분포하며 그렇기 때문에 유방이나 난소, 전립선 같은 갑상선 외 장기의 질병에 효과가 있는 것이다. 우리가 알고 있는 하루 권장 요오드 섭취량은 전신 요오드 필요량이 아닌 갑상선 호르몬만을 간신히 만드는 용량이다. 그래서 하루 권장 요오드 섭취량RDA은 150ug인데 미역국 한 그릇에는 그 10배인 1500ug이 함유되어 있는 아이러니가 존재하는 것이다. 요오드 섭취량이 일일 4000ug 이상최소 추정치인 일본의 경우에는 갑상선, 유방, 자궁, 난소암의 발병률과 사망률이 미국, 유럽, 한국보다 훨씬 적다. 혹시나 요오드가 암을 증가시킨다고 먹지 말라는 얘기를 듣고 일부러 안 먹고 계신 분이 있으면 오히려 암을 증가시키는 식단을 하고 있는 것은 아닌지 이 책을 잘 읽어 보시기 바란다.

또 한 가지 잘못된 상식은 요오드를 mg단위로 충분히 복용했을 때 갑상선 자극 호르몬TSH이 상승하는 경우가 있는데 이것을 갑상선 기능을 저하시킨다고 그릇된 해석을 하는 경우이다. 요오드 섭취 시 TSH의 상승은 갑상선 기능 저하가 아닌 요오드를 활발히 흡수하려는 신체의 정상적인 반응이다. 참고로 의학대학에서는 갑상선 자극 호르몬 수치가 상승하면 갑상선 기능 저하라고 배우기 때문에 이러한 오해가 있을 수밖에 없다고 생각한다. 하지만 TSH는 뇌하수체 호르몬이기 때문에 이 수치만을 가지고 갑상선 기능을 판별하는 것은 맞지 않다.

우리 몸의 다른 기관의 경우에는 성 호르몬이든 부신 호르몬이든 다른 모든 호르몬은 직접 그 장기의 호르몬으로 측정한다.

요오드를 충분히 먹으면 갑상선 외 모든 장기에서 요오드를 흡수하기 위해 소디움-요오드동반수송체NIS, sodium-iodide-symporter가 작동하고 이는 일시적으로 TSH를 올릴 수 있다. (요오드를 많이 받아들이기 위한 갑상샘 호르몬 수용체TSH-R 변화로 인한 반응이다.) 체내 세포들이 요오드를 충분히 흡수하게 되면 3~6개월 후 TSH는 다시 정상으로 돌아온다. 따라서 요오드를 많이 먹는 사람에서는 TSH를 갑상선 기능의 기준으로 보지 말고 증상과 체온, 호르몬free T4, free T3을 보고 종합적으로 판별해야 한다.

전신이 요오드를 흡수하는 과정에서 일어나는 TSH 수치의 변동을 갑상선 기능을 판별하는 단일 기준으로 잡다 보니 혼란이 생긴 것이다. 그래서 요오드의 효과에 대한 정반대되는 논문과 기사들이 인터넷에 떠돌게 된 셈이다.

요오드를 충분히 복용하고 나서 TSH가 2~3배 일시적으로 증가하는 사람에게서 기능 저하의 증상은 발견되지 않고 오히려 체온대사가 정상화되어 있는 것을 관찰해 보시면 알 수 있다.

여러 관찰 연구들도 양성 유방질환유방 섬유선종을 포함한과 갑상선 질환의 연관성을 제시한다. 최근 증례-대조군 연구실험군 166명 vs 대조군 72명는 양성 유방질환의 빈도가 정상갑상선을 지닌 대조군에 비해 결절성 갑상선종nodular goiter 또는 하시모토 갑상선염 환자에게서 더 높음을 보여 주었다. 자가면역 갑상선염과 갑상선 기능 저하증의 유병률의 경우 대조군에 비해 양성유방질환 여성환자에게서 더 높게 나타났다. 이는 갑상선뿐 아니라 유방도 체내 요오드결핍과 연관이 있음을 시사한다.

에스트로겐을 투여한 쥐에서 요오드 결핍은 유방 섬유선종을 유발하였으며, 요오드를 보충해 주면 유방 섬유선종이 사라졌다. 233명의 유방 섬유선종 환자를 대상으로 한 대조군이 없는 연구Uncontrolled study에서 분자 요오드(kg당 $I_2$를 0.08mg을 복용했다)를 6~18개월간 투여한 결과 참가자의 70% 이상의 통증 및 여러 다른 증상이 호전됨이 관찰되었다. 연구참가자의 10% 정도에서만 경미한 부작용이 보고되었다.

분자요오드 수용액(6개월 동안 매일 kg당 $I_2$를 0.07~0.09mg을 복용했다)을 56명의 유방섬유선종 여성환자에게 투여한 이중맹검, 위약대조 시험에서 분자요오드를 사용한 군의 65%에서 증상이 호전된 반면 플라시보그룹의 33%만이 증상이 호전되었다.

유방통을 지닌 87명의 여성을 대상으로 한 이중맹검 위약대조 시험은 6개월간의 분자요오드 투여가 전반적인 통증을 완화시켰다고 보고하였다. 이 실험에서 1.5mg/day의 요오드를 복용한 그룹의 38.5%가, 3mg/day 복용 그룹의 37.9%가, 6mg/day 복용 그룹의 51.7%가 유방통에 대한 자가평가에서 통증이 50% 이상 감소되었다고 보고한 반면, 플라시보 그룹의 8.3%만이 그렇다고 응답하였다.

유방 섬유선종에 대한 분자요오드의 치료적 가치를 평가하기 위해서는 향후 대규모 대조 임상시험이 필요하다. 늘어가는 유방질환을 막고 그 공포로부터 벗어나게 하기 위해서 앞으로 대한민국의 의사들이 요오드를 연구해 나가야 한다고 생각한다.

요오드는 위험한 영양소가 아니다. 고용량 요오드 진료를 10년 이상 경험하신 외국 의사들에게 물어보았을 때 내가 받은 답변이다. 나 또한 먹어보고 진료에 활용하고 국내의 다른 선생님들께 소개해서 1만 사례 이상 사용해본 결과 심각한 부작용은 없었다. 부작용의 대부분은 명현 반응이었고 극히 드문 알러지가 몇 명에게 있었을 뿐이다. 오히려 이전의 다른 치료로 반응하지 않던 환자들의 건강이 호전되는 사례들을 많이 경험하게 되었다. 요오드는 잘 활용하면 건강에 매우 도움이 되는 영양소라는 것을 다시 한 번 강조하고 싶다.

여기 요오드의 암흑 시기에, 놀라운 통찰력으로 유방암 환우와 모든 여성들에게 한 줄기 빛과 같은 희망을 선사한 데이비드 데리 박사의 책이 있다.

데이비드 데리 박사의 책을 한국에 소개하게 되어 영광이다. 이 책을 통해 유방암의 예방과 치료에 이렇게 효과적이고 안전한 길이 있다는 것을 알리게 되어 기쁘다.

그는 21세기 요오드의 재발견에 불씨를 당긴 진정한 숨은 선구자이다.

이진호(대한만성피로학회 회장)

# 유방암과 요오드

나는 외과의사이다. 외과의사로서의 사명은 문제가 발생한 상황에서 가능하면 신속하고 정확하게 병변 부위가 정상적인 기능을 하고 더 이상 병이 진행되지 않도록 교정하는 일이다. 나의 조그만 실수가 환자에게는 치명적인 상황으로 이어질 수 있기 때문에 그 어떤 의사보다 긴장도 높게 지내야 하고 수술 전 환자의 상태와 병변에 대해 철저히 분석한 후에야 비로소 수술에 임하게 된다. 때문에 병이 생기는 기전보다 병 때문에 변형된 해부학적 구조와 수술 후 제 기능을 발휘할 수 있도록 꼼꼼히 봉합하는 수술 술기 부분에 더욱 관심을 가졌었다.

그도 그럴 수밖에 없었던 이유는 내과의사가 병의 기전에 대해서는 더욱 잘 알고 있었고, 영상의학과 의사가 그 당시의 환자 상태를 파악할 수 있도록 많은 도움을 주었으며, 수술 후 환자관리는 소화기과 또는 내분비과 의사나 종양내과 또는 방사선종양학과 의사가 담당하는 부분들이 많았기 때문이어서 그들이 하지 못하는 수술에 더욱 집중을 했었다고 합리화를 하면서 지내기도 했었다.

외과 전문의가 되기 위해 전공의 시절을 지날 때를 제외하고라도 전임의로서 간·담·췌 외과 전공을 시작으로 현재의 유방·갑상선 진료를 보기까지 수많은 수술을 해 오면서도 외면하고 등한시해 오던 병의 기전과 예방에 관심을 갖기 시작한 것은 겨우 몇 년밖에 되지 않는 최근의 변화이다.

그런 중에 발견한 것이 요오드인데, 요오드는 일상 생활에 비교적 가깝고 친숙하게 지내는 성분들 중에 하나이다. 일반인들에게는 '빨간 약'으로 알려진 '베타딘'은 간단한 상처에 적용하는 것부터 전신마취가 필요한 수술 부위의 광범위 소독까지 커버하는 소독제이며, 요오드가 소독약 효과를 나타내게 하는 중요한 성분이다. 그리고 다시마나 미역과 같은 해조류에 많이 들어 있고 병원 특유의 냄새를 풍기게 만드는 성분이기도 하다.

이렇게 병원에서 흔히 볼 수 있는 요오드를 수술하는 외과의사인 본인은 십수 년 동안 아주 친숙히 지냈지만 그 정도 이상은 관심을 갖지 않고 무심히 지냈음을 인정한다. 뿐만 아니라 갑상선 진료와 치료에 관여하는 의사라면 흔하고 쉽게 들을 수 있는 치료제 중에 하나이다.

지금은 수술 시 출혈을 줄이기 위해 사용하는 수술 기구들의 발전으로 사용하지는 않지만 본인이 외과의사로서 수련을 시작하던 초기에는 요오드가 매우 중요한 치료제로 사용이 되었었다. 갑상선 기능 항진증 환자를 수술하기 전에 반드시 전 처치를 해야 수술 중

갑작스런 갑상선 호르몬 수치의 상승을 막고 출혈성 경향을 줄이기 위해 사용하는 '루골 용액'은 액상 요오드 용액이다.

이렇듯 잊혀져 가는 치료제로써의 요오드에 대해 최근에 새롭게 알아가면서 문득 떠오른 인물이 있는데, 너무나도 유명해서 모르는 사람이 없는 〈레 미제라블〉의 주인공 '장 발장Jean Valjean'이다. 그 이유는 다음과 같다.

'장 발장'은 남의 물건을 훔친 도둑이며 4차례나 탈옥을 시도한 중범죄자이다. 이 죄수를 사회와 격리하기 위해 자베르 경감은 철저히 감시하고 추격을 한다. 당신도 장 발장을 그저 중범죄자라고 생각하는가?

아마도 이 세상 그 누구도 장 발장이 했던 행위가 벌을 받아 마땅한 중범죄라고 생각하지 않을 것이다. 그 이유가 뭘까? 내 생각에는 '장 발장'이 살아온 삶의 역사를 알기 때문이라고 생각한다. 굶주림으로 힘들어하는 조카를 위해 빵 한 조각을 훔친 것이 감옥에 갈 정도도 아니며, 자신이 보호해주지 않으면 안 될 어린 조카와 본인의 억울함 때문에 탈출을 시도했지만 번번이 실패로 끝나서 결국은 극한의 열악한 감옥살이를 하게 되는 장 발장에게 누구나 연민의 정을 가지게 되고 격려와 위로의 마음을 갖게 된다. 요오드도 비슷한 상황이다.

만약 요오드의 역사에 대해서 들어보면, 요오드의 억울함을 매우 공감할 수 있을 것이라 생각한다. 매우 오래전부터 요오드는 질병의 예방과 치료에 쓰여졌지만 역사의 기록이 별로 없는 시기를 빼고 최근의 기록들만 살펴봐도 임상에 적용된 엄청난 역사적 사건들이 많이 있다. 하지만 이런 역사적인 사건들을 의과대학에서는 배운 적이 없다. 역사학과가 아니니까 어쩌면 당연한 일일 수 있고 화학과가 아니니 몇몇 개의 원소쯤이야 깊게 들어갈 수 없는 상황이었을 수 있다. 그러나 아직까지도 요오드에 대해 의과대학을 비롯하여 의료 부분에서 연구를 소홀히 하고 있고 임상에 적용시키지 않고 있음이 안타까울 따름이다. 또한 이미 임상적으로 효과가 알려져서 쓰고 있던 요오드를 좀 더 자세히 알아보고자 쥐 실험을 했다가 전혀 반대의 결과가 도출되어 요오드가 임상 분야에서 퇴출된 사건도 있다.

이러한 여러 이유로 치료제로서의 요오드에 대한 배움의 기회는 점차 사라지고 소독제로써의 명맥만 겨우 이어가고 있는 초라한 신세가 되어 있다.

요오드는 우리가 생각하는 것 이상으로 인체에 반드시 필요하고 중요한 요소라는 점이 서서히 밝혀지고 있다. 그 중에서도 유방 건강을 유지하는 데는 무엇보다도 중요하게 작용한다. 이 책의 저자는 이러한 내용을 자세히 설명하고 있고, 그 기전을 밝혀서 꼼꼼히 정리되어 있으며 놀라운 연구 사례들이 실려 있다. 원서가 발간된 지 이미 오랜 시간이 지난 지금에서야 번역하여 소개함을 의료종사자로서 죄송스럽지만, 한편으로는 지금이라도 소개를 드릴 수 있어 다행이라고 생각한다.

내용이 어렵다 하더라도, 꼼꼼히 읽어본 후 요오드에 대한 두려움을 버리고 적절한 요오드의 사용으로 질병을 치료하고 건강을 유지하는데 도움이 되기를 바란다.

김준영(유방·갑상선 전문의/대한만성피로학회 학술부회장)

이 책은 이론적인 논고가 아니다. 다시 말해 이 책은 유방암에 대한 접근 방법이란 측면에서 서로 다른 사고들에 관한 정보와 논고를 제공하기 위해 지어졌다. 입증되지 않은 결과들을 담고 있는 어떤 예들은 토의가 된 것들이며, 그 결과물이 그 이상임을 은연중 비추고자 하는 의미를 담고 있지는 않다. 여기에서 제시된 이론들은 유의미한 통계를 내기에 알맞은 수의 사람들을 대상으로 한 유서깊은 방식의 타당한 연구를 통해 시험되었다.

복잡한 문제들에 대해 환자와 함께 참신하고 유의미하게 사고하거나 접근하는 방식이 어디에선가 시작되어야 함을 우리는 알고 있다. 이것은 계획을 세워 진행될 수도 있고 우연히 그렇게 될 수도 있다. 여기에서 어쩌면 잠정적인 이론이 형성될 수도 있고 그리고 또 다른 환자에 관하여 개념이 재형성될 수도 있다. 시간이 흐름에 따라 그리고 입증되지 않은 장기간의 결과들에 따른 지식에 의거하여 우리는 새로운 사고의 유효성에 대해 어느 정도 깨달을 수 있다.

개업의들은 모든 치료의 결과들을 의학적으로 검토하기에 최적의 위치에 있다. 환자와 개업의라는 관계의 본질상, 그들은 치료의 효과뿐만 아니라 결과에 영향을 미칠 수 있는 다른 모든 요소들을 살펴볼 수 있다.

이 책이 불완전할 뿐 아니라 그 이론들의 어떠한 측면들은 그 이상의 경험을 토대로 하여 여전히 진화 중이다. 그렇지만 탐구 과정의 어떤 점에 대하여, 우리가 현재 어디쯤 있는지에 관하여 차분히 무엇인가 말해야 한다. 그렇다고 해서 우리가 답을 가지고 있다는 뜻은 아니고, 이것이 우리가 이 점에 관하여 생각해 본 것이라는 뜻이다. 따라서 이 책은 실로 더 광범위한 작업을 위한 하나의 도입부이다. 이 책을 완전하게 만들고 세부 사항도 내가 원하는 대로 하고 싶었으나 시간이 방해 요소였다. 이 책의 목적은 유방암과 암 일반에 관한 어렵고 복잡한 문제에 관한 토론을 불러일으키는 것이다.

암의 메커니즘에 관한 포괄적인 이론이 분명히 결여되어 있기 때문에, 경합하는 이론들을 비교하기 위한 어떠한 실제적 노력도 이 책에 없다. 사실 세상의 저자들 사이에 토론하는 대부분의 경우에, 이론들의 비교는 암의 복잡성, 원인의 다양성, 그리고 임상적이고 미세한 결과들의 가변성 탓에 좌절되어 왔다.

나는 우리 시도가 좌절될 것이라 느끼지 않는다. 이론들 덕분에 연구원들은 암을 극복하는 방법을 탐구하는 것이 가능해졌다. 설령 어떤 이론이 그른 것임이 입증되더라도, 새로운 연구를 위한 활력소가 될 것으로 본다. 한마디로 이론들의 경합은 암을 정복하려는 실제적 목적을 향한 연구 프로그램의 한층 급속한 진전으로 귀결될 수도 있다. 그런데 여기 표출된 정보는 결코 독자의 의사로부터 얻을 수 있는 적절한 의학적 충고의 대체제로 여겨서는 안 된다. 만일 이 책이 토론을 자극하는 데 기여한다면, 그 목적에 적절하게 기여한 것이라 생각한다.

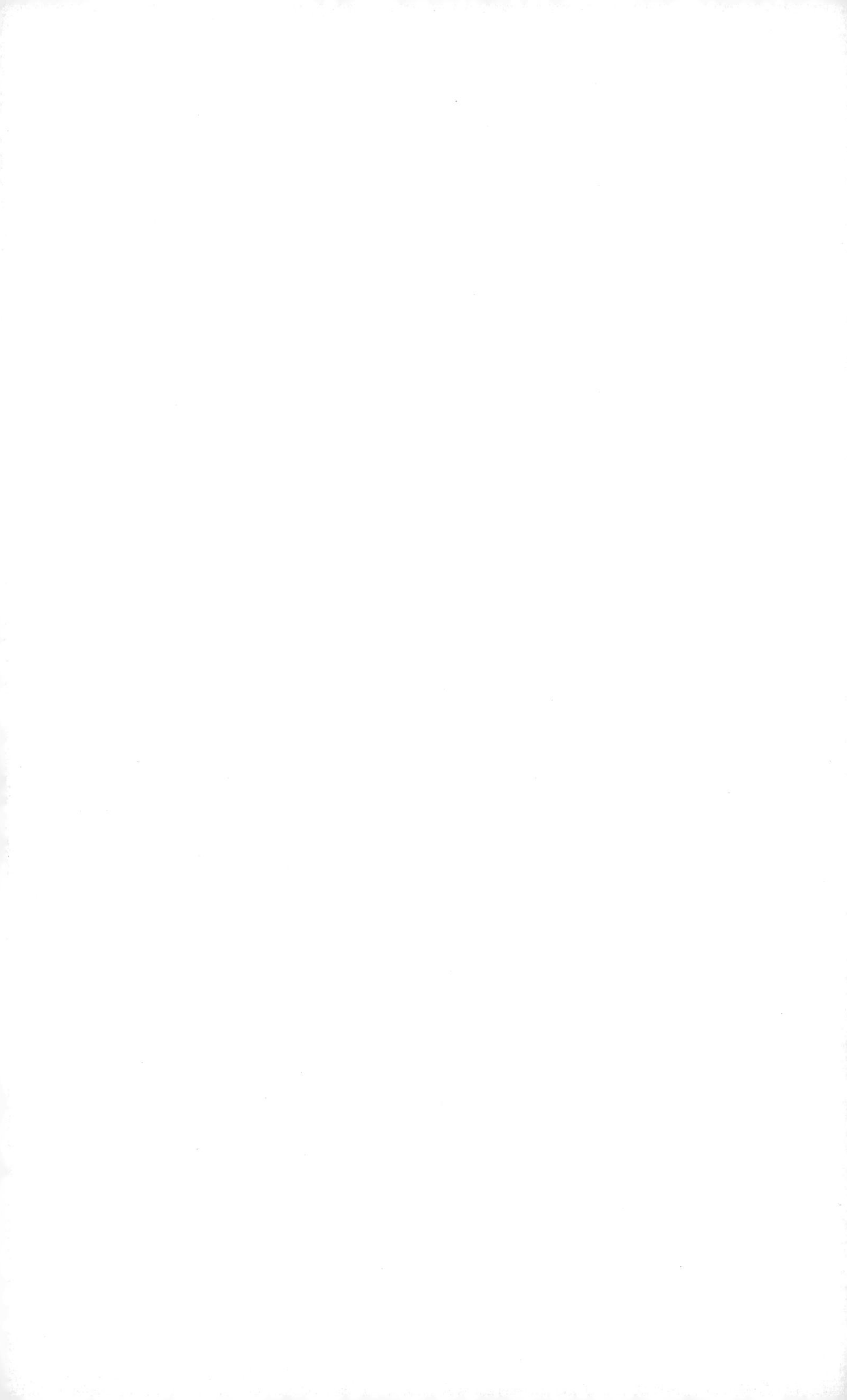

차례



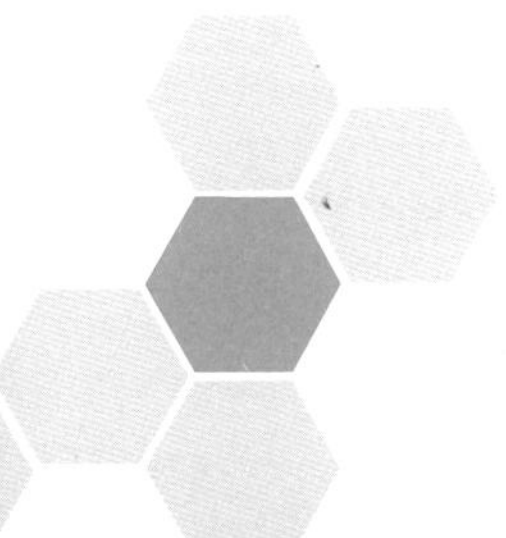

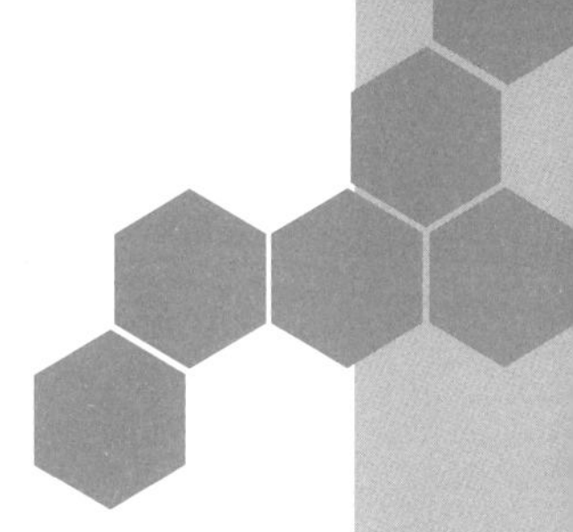

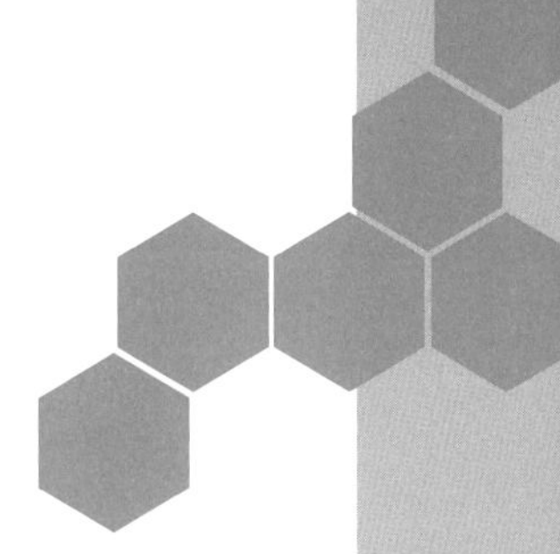

## 5장 유방암 · 157

# 1장

# 서 론

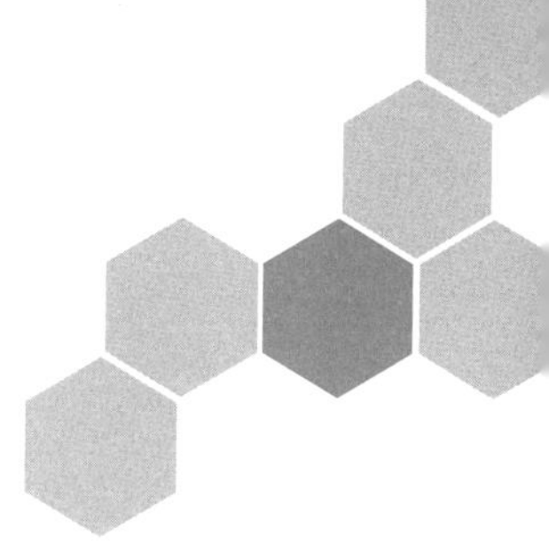

이 책은 유방암의 발병 원인과 예방 그리고 치료에 관한 책이다. 지난 100년간 유방암에 관한 충분한 자료와 관찰 결과들이 집적되어 유방암이 어떻게 시작되고 진행되는지에 대한 논리적이고 검증 가능한 학설로 집대성되어 왔다. 따라서 이 책은 유방암에 대하여 새로운 관점에서 탐구할 것이며, 그리고 그와 관련된 암과 질병에 대한 대략적인 내용을 다룰 계획이다. 우리가 암에 대하여 논의할 때, 보통 우리는 암을 유발하는 예측 가능한 일련의 생물학적 변화를 일으키는 조직의 발달 과정에 대해 말한다. 이 연구 내용은 유방암의 완벽한 극복보다는, 미래에 유방암에 대한 더욱 종합적인 치료가 가능하도록 하기 위한 내용으로 볼 수 있을 것이다. 나는 일부러 이 책을 유방암에 걸린 여성들에게 권유해 왔다. 몇몇 사람들의 개인적인 유방암 투병 경험담을 읽을 때, 이 질병에 대해 알아 가며 관련 연구들을 추적해 온 그들의 열정과 지식에 대해 나는 매우 깊은 감명을 받는다.

여성들의 이러한 적극적인 참여 태도는 에이즈AIDS의 발병과 더불어 생겨난 능동주의activism 와 어느 정도 연관이 있다. 여성들은 처음으로 그들 또한 결정할 수 있는 권리를 가지고 있음을 알았으며, 여성들이 직관적으로 탐구해야 할 필요성이 있음을 아는 분야에 투자하는 연구자금에 대해 영향을 끼치기 시작했다.

이것은 매우 고무적인 일이다. 왜냐하면 학문적 연구를 한다고 해서 연구 분야의 허점을 늘 명백히 알 수는 없고, 또한 그 허점을 보완할 수 없거나 보완하는 데 관심이 없을 수도 있기 때문이다. 예컨대 기록이 시작된 1920년대 이래로 변함없는 사망률 같은 유방암 관련 통계를 무시할 수는 없을 것이다. 또한 우리를 좌절시키는 것은 바로 아무리 진단법들이 새로 개발된다 하더라도 질병의 발병을 막을 수는 없어 보인다는 사실이다. 과거의 자가 진단도 암으로부터의 생존을 도울 수 없다는 사실은 매우 실망스럽지 않을 수 없다. 이러한 좌절의 결과와 통계자료는 논리 정연하고 이해 가능한 유방암의 원인에 대한 이론 부재의 결과일 수 있으며, 따라서 이 질병에 대한 완전한 새로운 접근이 시작될 수 있다. 유방암에 대한 다른 분석적인 접근이 다른 암에 대하여 최근 확립된 이해로부터 점차 시작되었으나, 아직 이 질병의 미스터리에 대한 명확한 분석이 이루어지진 못했다. 이 책이 유방암 극복에 대한 토대가 되고, 그보다 더 나은 발전을 이끌 수 있기를 바라는 바이다.

**이 논문은 4개의 부분으로 구성되어 있다.**

1. 요오드와 요오드의 진화 및 세포에서의 역할
2. 요오드와 갑상선 호르몬 그리고 갑상선 호르몬과 환자 체질의 관계
3. 암의 일반적인 발병 과정
4. 섬유낭성 유방암의 예방과 치료

첫 번째 부분은 요오드에 대한 정보, 그리고 요오드가 신체와 갑상선과 어떠한 관련이 있는가에 대한 내용이다. 요오드는 체액과 인간의 세포를 구성하는 중요한 원소로서 가장 알려지지 않은 원소 가운데 하나이다. 수많은 연구들이 있었지만, 100년 이상의 세월 동안 알려져 온 대로 요오드가 신체 내에서 갑상선 호르몬의 성분이며, 강력한 소독제의 역할을 한다는 것 외에 어떠한 기능을 하는지 아직 밝히지 못했을 정도로, 요오드는 도외시되어 왔다. 즉, 수많은 연구에도 불구하고 우리는 요오드가 갑상선 호르몬을 구성하는 성분이라는 사실 외에는, 어떠한 생화학적 반응에 관여하는지 신체 내의 전반적인 대사과정에서 어떠한 역할을 하는지 전혀 모른다고 볼 수 있다.

나는 일단 요오드가 세포자멸세포의 자연스러운 죽음 촉발 메커니즘과 체내의 비정상 세포 감시 메커니즘에 관여한다고 생각한다. 요오드는 비정상적이거나, 사멸하도록 예정된 세포의 죽음을 촉발시킨다. 이는 요오드와 갑상선 호르몬이 비정상적인 세포의 성장 혹은 발암물질과 같은 해로운 화학물질로 인한 암세포의 발생과 체내 전이를 감시하는 팀과 같은 역할을 한다는 일반적인 이론의 한 부분

이다. 이 외에도 요오드는 신체 내에서 몇 가지의 역할을 더 수행한다. 예를 들면 위장에서의 박테리아(의학적인 측면에서 헬리코박터 파일로리가 가장 비중 있게 다뤄진다)의 비정상적인 생장을 막아 주며, 알레르기성 단백질을 둘러싸서 비알레르기성 단백질로 만들어 줌으로써 자가면역질환 치료에 이용될 수 있다. 요오드는 지방이 뇌의 신경접합부Synapse: 시냅스나 체내 혈관을 통해 수송될 때 지방의 이중·삼중 결합에 약하게 결합함으로써, 이 결합들을 보호하는 역할을 한다. 또한 위장의 요오드는 생물·화학적 독소들을 무력화하는 역할을 수행하기도 한다. 이러한 요오드의 검증 가능한 새로운 기능에 대한 제안이 논의되고 있다. 또한 다세포 생물의 발달과 포유류의 성장과 관련하여 진화 과정에서 요오드의 가능성 있는 역할에 대해 언급하고자 한다. 이에 따른 책의 기본적인 논지는 섬유낭종성 질환이나 유방암과 관련된 질병을 예방할 수 있는 요오드 섭취량이 존재한다는 점이다.

두 번째 부분은 갑상선 호르몬과 갑상선에 관한 내용이다. 처음의 두 부분 모두 요오드와 갑상선 호르몬이 진화적으로 어떠한 역할을 하는가에 대한 제안이 이 책의 개요로서 제시되었다. 이로부터 우리는 순환하는 혈액의 갑상선 호르몬 양만큼 중요하진 않지만, 조직의 갑상선 호르몬 양도 못지않게 중요하다는 것을 알 수 있다. 처음부터 갑상선 호르몬이 세포의 게놈Genome: DNA 서열 등을 조절한다는 주장도 제기되었다. 이러한 사실로부터 세포 내 갑상선 호르몬 양이 적도록 조절할 경우, 병을 유발하는 유전자가 발현되도록

할 수 있다는 것을 알 수 있다. 또한 게놈Genome의 돌연변이를 방지하는 것 외의 갑상선 호르몬의 주된 역할은, 여러 세포의 상호작용과 다른 호르몬이 올바르게 작용할 수 있도록 돕는 일이다.

갑상선 호르몬은 다른 호르몬보다 가장 원초적인 역할을 수행하는 중요한 호르몬이다. 요오드는 갑상선 호르몬의 구성 성분이므로 더욱 중요하다. 갑상선 호르몬 수용체 메커니즘의 저해와 그리고 갑상선 호르몬 저항에 대한 그 관계와 관련하여 갑상선 호르몬 치료에 대한 일부 의학적 관점에서의 토론이 진행 중이다.

세 번째 부분은 지난 60년 넘게 이루고자 했던, 효과적인 암 진단에 대한 내용이다. 최근 데이비드 클라크David Clarke Jr. 박사는 암의 생물학적 발병 과정에 대한 자세한 내용의 논문을 발표했다. 1970년대 메이오클리닉Mayo Clinic의 의사 샘슨Sampson의 발견은 암 발달 과정의 이상성biphasic을 입증했다. 더 분명하게 말하자면, 암의 발병은 크게 두 단계로 진행된다. 첫 번째 단계는 상피내암Carcinoma in situ 혹은 잠재성 암Occult Cancer이라 불리는 요오드에 의해 조절되는 단계이며, 두 번째 단계는 갑상선 호르몬에 의해 조절되는 결합조직을 통한 암의 전이 단계이다.

마지막 네 번째 부분은 앞의 세 부분의 내용을 유방암에 적용하여 생각해 보는 부분이다. 이러한 생각을 통해, 우리는 유방암의 위험인자와 유행병 연구를 예방과 치료와 결부시켜 볼 수 있다.

개인적인 견해로, 나는 이 책을 통해 나의 노선을 명확히 설명하고 싶다. 기본적인 연구를 하기 위해 매우 숙련된 자격을 갖추었을 때, 가정 형편의 변화로 다시 재혼하게 되어 아이가 다섯이나 됨으로 개원하게 되었고, 연구 일을 계속해서 추구하는 것은 재정적으로 불가능하게 되었다. 그래서 나는 1972년 학문적인 연구에서 일반 진료로 나의 일을 바꾸었다. 내가 일반 진료 분야에 입성했을 때, 환자와 상담하는 방법을 공부하고 연습하는 것은 무엇보다도 우선시되는 나의 철학이었다. 윌리엄 오슬러William Osler와 시드넘Syndenham은 만약 당신이 환자와 상담할 때, 환자는 당신에게 증상을 말할 것이고 당신이 좀 더 면밀히 환자와 상담한다면 그들은 정확한 치료법을 당신에게 말할 것이라고 했다. 나는 이 의료의 한 분야에 대해 나의 기술을 연마하기 위해 노력해 왔고, 이 분야가 흥미로운 새로운 개념에 대한 금맥이 될 수 있음을 깨달았다.

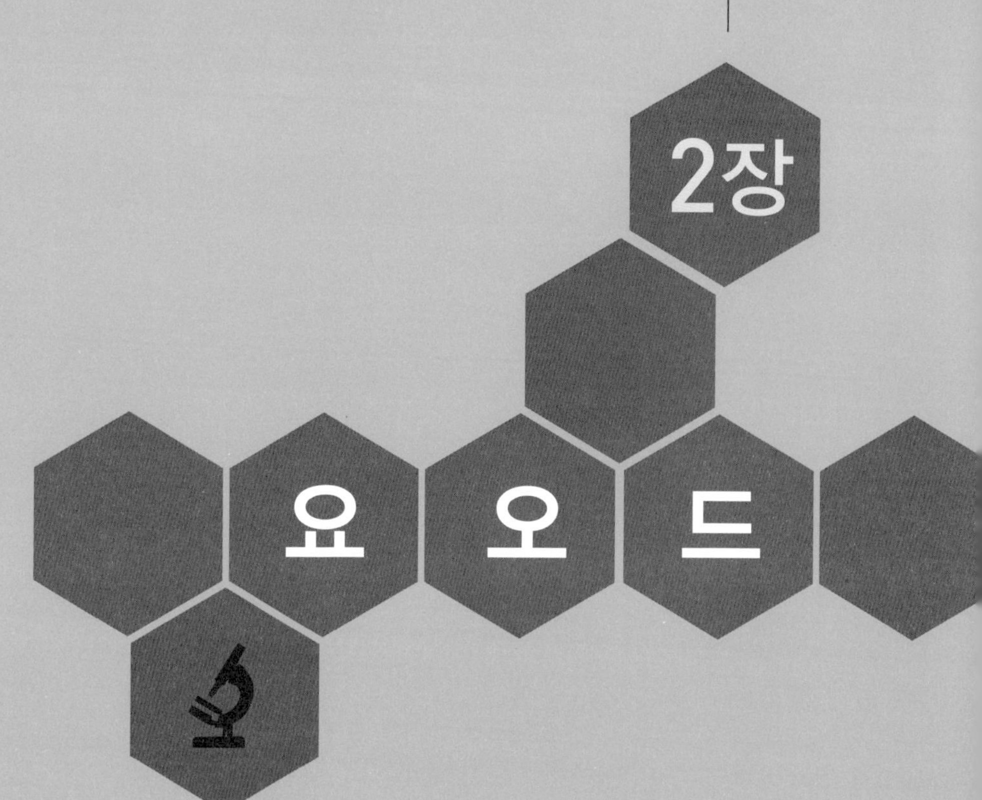

# 2장 요오드

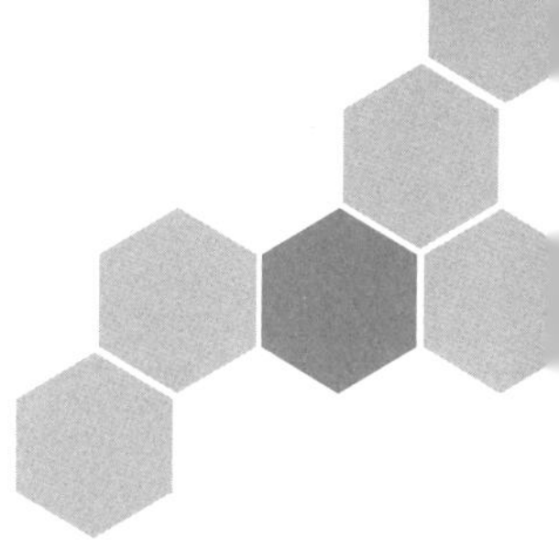

요오드Iodine는 일반 대중 사이에서 그리고 의학 분야에서, 100년 간격으로 두 번의 천문학적인 인기 급상승을 이뤄 낸 유일한 화학 원소이다. 동시에 요오드는 척추동물, 특히 인간에게 중요함에도 불구하고 저평가된 원소 중 하나이다.

그러나 요오드 대사, 갑상선, 그리고 갑상선 호르몬에 대한 충분한 자료가 분명히 존재한다. 또한 요오드 부족에 대한 많은 연구가 진행되고 있으며, 이를 다룬 유명한 내분비학 교과서도 존재한다. 척추동물의 모든 세포와 모든 체액이 요오드를 포함하고 있음에도 불구하고 요오드에 대한 주제를 다룬 생물학 교과서가 많지 않다는 점은 놀라운 사실이다.

# 1
## 요오드의 발견

요오드가 최고의 만병통치약 중 하나로 유명해진 것은 1811년 요오드가 발견되고 몇 년이 지나지 않아서이다. 무엇보다도 요오드는 갑상선종갑상선이 붓는 질환이라는 특정 질병을 치료할 수 있는 최초의 단일 원소이다. 요오드는 비금속 필수원소고등식물의 생육에 다량을 필요로 하는 원소로서 자연에서 순수한 결정 형태로 존재하지 않고 다른 원소와의 화합물 형태로만 발견되기 때문에 1812년에서야 발견될 수 있었다. 프랑스의 화학자 쿠르투아Bernard Courtois는 그가 나폴레옹 군대를 위해 화약물질을 추출할 때 사용했던 해조류를 조리하는 큰 통의 가장자리에 요오드가 농축되는 것을 언뜻 발견하였다. 해조류를 끓일 때 썼던 통이 여러 번 사용된 후 남은 잔류 물질들은 간헐적으로 청소되었다. 어느 날 실수로 너무 많은 산을 가하자 바닥의 화합물로부터 보라색 증기가 발생하는 것을 쿠르투아가 발견하였다. 그리고 이 증기는 차가운 통의 벽면에 아름다운 보라색의 결정으로 승화기체가 고체로 응축되는 현상되었다. 쿠르투아는 이 물질을 모아서 프랑스의 저명한 화학자 중 한 명이었던 게이뤼삭Gay-Lussac에게 샘플을 넘겨주었다. 나중에 게이뤼삭은 이 물질에 그리스어로 보라색을 뜻하는 이름을 지었으며, 그 말의 프랑스어 버전이 영어로 요오드Iodine라는 이름으로 변하였다. 이러한 우연의 과정은 지금까지의 가장 중요한 의학적 발전 중 하나로 여겨지고 있다.

# 2
# 요오드의 근원

요오드를 포함하는 화합물인 요오드산나트륨$NaIO_3$은 해조류가 타고 남은 재와, 짠 유정 함수Salty oil-well brine와 칠레초석Chilean Saltpetre에서 발견되었다. 요오드는 일본의 해조류 재배를 통해 대량으로 얻어졌다. 지구의 형성 과정에서 요오드는 암석 형성과 더불어 지구 전체로 퍼졌으며, 훨씬 나중에 해양수와 동식물은 매우 적은 양의 요오드를 포함하게 되었다. 요오드는 해조류에만 풍부하다. 지구의 거의 모든 곳의 요오드 농도가 매우 낮았기 때문에 단세포의 미생물들은 어떠한 목적으로도 요오드를 사용하지 않았다. 비, 빙하, 빙하기와 해빙기에 의해 바위가 부식되면서 적은 양의 요오드가 토양과 바위 밖으로 배출되어 바다로 유입되었다.

해양에서 유래된 비는 요오드를 포함하고 있었기 때문에, 뉴멕시코의 오래된 토양은 오래되지 않은 토양에 비해 많은 요오드를 포함하고 있다. 또한 빙하에 의해 표층 토양이 쓸려나간 북아메리카의 오대호Great Lakes 주변 지역과 같은 곳은 갑상선종 유행 지역이 되었다. 개, 인간, 물고기 그리고 그 외의 동물들은 모두 요오드가 결핍되었으며, 갑상선종을 앓았다. 인간의 경우, 요오드 염iodine salt을 보충함으로써 갑상선종 발병 확률이 1% 미만이지만, 오대호 물고기의 경우 여전히 갑상선종이 많이 발병하는 경향이 있다. 비로 인해 요오드가 고갈된 토양의 요오드 복구는 매우 천천히 이루어진다. 지난 빙하기 동안 요오드가 고갈된 토양은 아직도 요오드가 부족한 상태임이 이를 말해 준다.

〈그림1〉

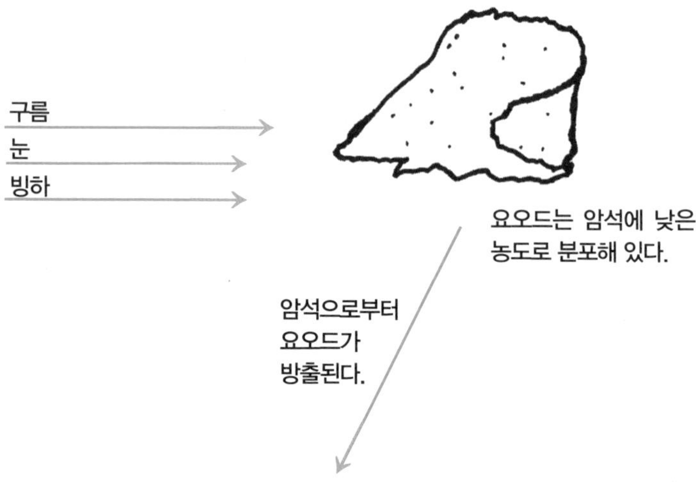
구름
눈
빙하
요오드는 암석에 낮은
농도로 분포해 있다.
암석으로부터
요오드가
방출된다.
물에 용해되어 바다로 유입된다.

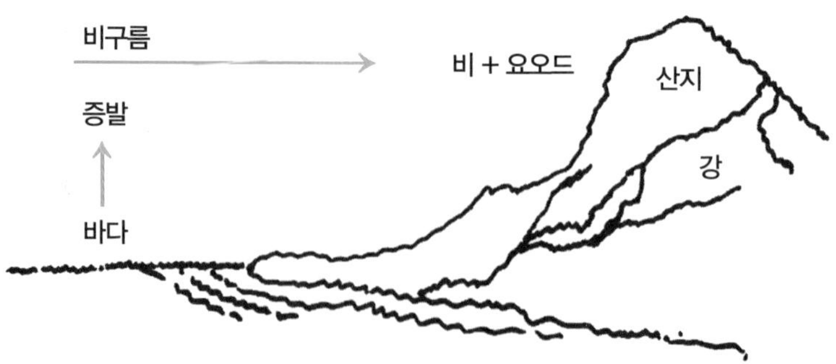
비구름
증발
바다
비 + 요오드
산지
강

# 3
## 살균제로서 요오드의 역할

파리의 내과의사인 루골Jean Lugol은 요오드화칼륨Potassium Iodide: KI의 형태일 때 요오드가 물에 더 잘 녹는다는 사실을 발견했다. 이 발견으로 요오드 수용액의 살균 성질은 한 세기 후, 병원의 모든 물건과 표면을 소독하는 데 사용될 수 있었다. 묽은 요오드 용액이 모든 박테리아, 바이러스, 균류와 원생동물을 박멸할 수 있다는 사실 자체로도, 요오드의 소독 능력과 안정성은 다른 것들과는 비교될 수 없었다. 요오드는 1/170,000으로 희석된 상태에서도 포도상구균과 같은 병원균의 살균이 가능할 뿐만 아니라 활용 분야가 다양하고 부작용이 적으며 그리고 세균의 내성이 생기지 않는다는 장점을 가지고 있다.

인간을 포함한 진핵생물유핵 세포 생물에게 가장 중요한 진화적 사건은 해조류가 요오드를 농축함으로써 일어났다. 이러한 과정으로부터 다세포 생물, 척추동물과 인간이 출몰했다. 대부분의 진화과정에서 요오드의 농도가 낮게 존재했기 때문에, 단세포 생물은 세포막 단백질의 티로신, 히스티딘 등의 아미노산을 주변 물질이나 세포외액에 스스로 노출시키는 방법을 택했다. 그러면 요오드는 노출된 이 두 아미노산에 결합하여 단세포 생물을 죽인다. 티로신을 세포외막에 노출시킨 모든 단세포 생물은 단백질을 변형시키는 요오드의 단순 화학 반응을 통해 바로 죽임을 당한다.

〈그림2〉

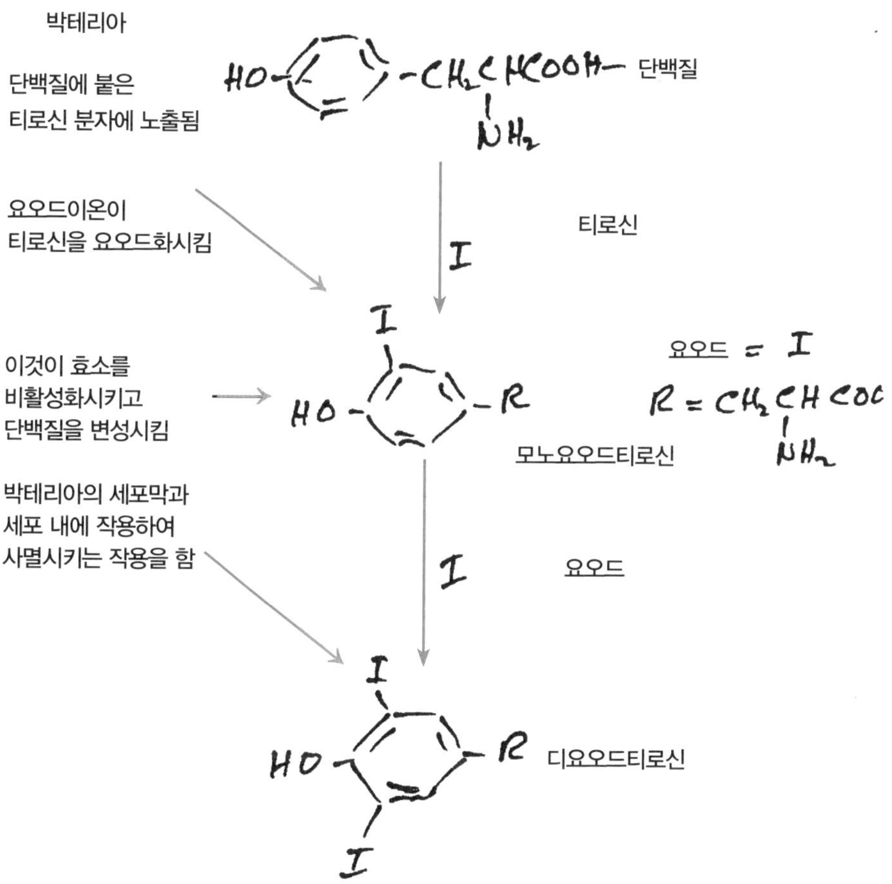
박테리아
단백질에 붙은
티로신 분자에 노출됨
HO-C6H4-CH2CHCOOH- 단백질
NH2
티로신
요오드이온이
티로신을 요오드화시킴
I
이것이 효소를
비활성화시키고
단백질을 변성시킴
HO
R
요오드 = I
R = CH2CHCOO
NH2
모노요오드티로신
박테리아의 세포막과
세포 내에 작용하여
사멸시키는 작용을 함
요오드
디요오드티로신

# 4
# 갑상선종과 요오드 결핍

요오드가 발견되었으나 요오드가 불에 탄 해조류의 주요 성분이라는 사실을 몰랐을 때, 스위스 제네바의 내과의사 쿠앵데Jean Francois Coindet는 해조류의 불에 탄 재가 갑상선 비대갑상선종를 줄일 수 있다고 발표했다. 쿠앵데의 발견은 전 세계를 매우 놀라게 했다. 의학의 역사에서 최초로 특정한 질병에 대한 특정한 치료법이 나타났기 때문이다.

요오드 결핍은 전 세계의 어디에서든 일어날 수 있으며, 요오드는 태아의 지능 발달에 필요하기 때문에 임신 기간 동안의 요오드 결핍은 전 세계에서 지적 장애의 주요 원인이다. 유아기의 요오드 결핍에 의한 손상을 예방하는 것은 전 세계적으로 가장 중요한 그리고 성취해야 할 의학의 목표이다.

요오드 섭취량이 낮을 때, 갑상선 기능 유지를 위해 인간과 동물 모두 갑상선이 비대해지게 된다. 요오드 부족이 완연한 지역의 경우, 사람들은 병리학과 임상적으로 다양한 증상을 보인다. 그 중 최악의 경우는 크레틴병알프스 산지의 풍토병; 불구가 되는 백치증으로 나타나는 신경 손상이다. 임산부의 적절한 요오드 섭취는 정상 태아의 발생에 가장 중요한 요건임을 알 수 있다.

요오드가 첨가된 소금을 섭취하면 갑상선종과 정신지체를 줄일 수 있으며, 크레틴병을 없앨 수 있다. 요오드를 섭취했을 때, 단 1세대 만에 임상적으로 분명한 갑상선종이 빠르게 사라졌다. 요오드 결핍이 갑상선 암에 미치는 영향의 경우는 오랜 세월과 세대를 거쳐 지속되었다. 요오드가 첨가된 식염을 섭취하기 전에는 갑상선 질환의 대부분이 갑상선 악성 종양이었다면, 수십 년간 요오드를 보충한 결과 양성 갑상선 종양이 더 많아졌다. 만약 요오드 섭취량이 더욱 증가한다면, 현재의 적은 악성 갑상선 종양이 사라질 것이며, 이론적으로 갑상선 세포의 과증식Hyperplasia 또한 나타나지 않을 것이다.

이러한 논리의 핵심은 현재 기준보다 요오드 섭취량이 증가하는 것이 수많은 장점을 갖는다는 사실이다. 하지만 1800년대 초반의 연구는 요오드 섭취량을 가능하면 더 늘리지 않도록 하는 요오드 섭취에 대한 공포를 야기했다. 그럼으로 인해 갑상선종 예방을 위한 최소한의 요오드 섭취 권장량이 전 세계적으로 통용되고 있다. 일본은 특이하게도 요오드 일일 섭취량이 전 세계에서 가장 많고, 위암을 제외한 모든 암의 발병률은 전 세계적으로 가장 낮다.

요오드가 발견되었을 때, 대부분의 국가는 요오드 결핍에 시달리고 있었다. 그러므로 요오드 섭취를 유도하려는 시도는 과다한 요

〈그림3〉

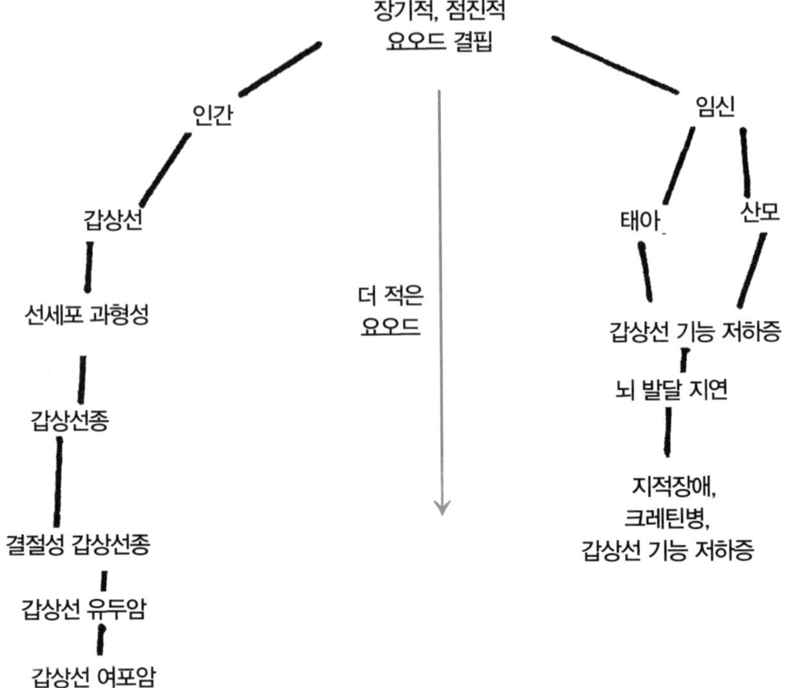
장기적, 점진적
요오드 결핍
인간
임신
갑상선
태아
산모
선세포 과형성
더 적은
요오드
갑상선 기능 저하증
뇌 발달 지연
갑상선종
지적장애,
크레틴병,
갑상선 기능 저하증
결절성 갑상선종
갑상선 유두암
갑상선 여포암

오드에 의한 부작용이라는 현실적 문제에 직면했다. 하시모토병만성 림프구성 갑상선염에 걸린 몇 명의 사람들은 그들의 갑상선이 요오드 섭취가 늘어난 것을 받아들이지 못했기 때문에 갑상선 기능 저하증에 걸렸다. 몇몇 사람은 자율기능성 갑상선 결절로 인해 과잉의 요오드를 흡수하고 갑상성 기능 항진증이 유발되기도 했다. 이러한 문제는 결국 모든 요오드 임상 실험을 중지시켰고, 요오드 공포를 확산시켰다.

데이비드 마린David Marine은 오대호Great Lakes 지역의 요오드 결핍 구역의 개, 어류, 인간의 갑상선종에 대해 연구했다. 갑상선종을 예방하기 위해서라면 요오드 섭취를 적게 하는 것이 더 효과적이라는 사실을 마린은 발견하였고, 1년 치의 요오드 공급이 2주 안에 이루어져도 된다는 사실도 발견했다. 요오드가 발견된 지 100년 후인 1917년에 데이비드 마린 박사 연구팀은 요오드 섭취의 문제점을 해결하였다. 그 결과 북아메리카와 유럽에서 갑상선종은 사라졌다.

# 5
# 요오드와 갑상선

갑상선의 기본 단위는 여포세포Follicle이다. 갑상선은 음식물의 요오드를 흡수하고, 그로부터 갑상선 호르몬을 합성하고, 갑상선 호르몬이 필요할 때까지 저장한다. 여포의 중앙에 있는 물질인 콜로이드는 갑상선 호르몬을 티로글로불린Thyroglobulin이라 불리는 거대 단백질에 저장한다. 티로글로불린의 가수분해소화는 갑상선 호르몬을 혈액에 티록신T4과 티로닌Triiodothyronine: T3의 형태로 방출시킨다.

〈그림4〉

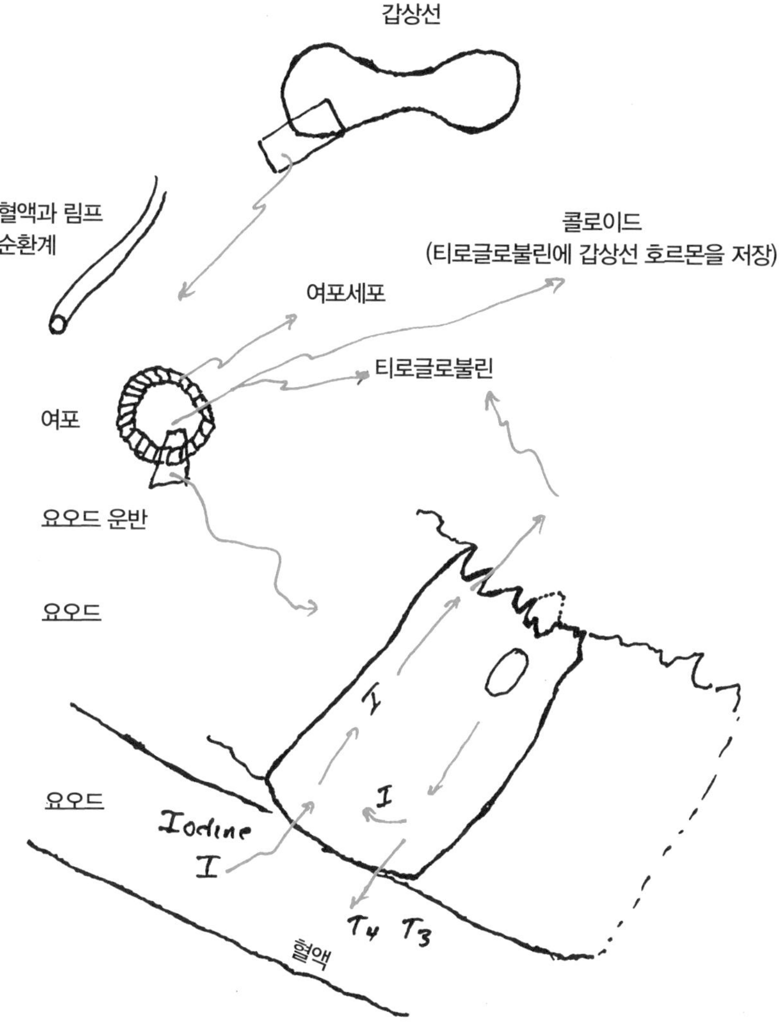
갑상선
혈액과 림프
순환계
콜로이드
(티로글로불린에 갑상선 호르몬을 저장)
여포세포
티로글로불린
여포
요오드 운반
요오드
I
I
요오드
Iodine
I
T4 T3
혈액

# 6
# 자가면역성 갑상선염

요오드 결핍 지역에서는 갑상선종과 갑상선암 외에도 갑상선의 자가면역질환이 발견된다. 경증 질병 과정에서 손상된 갑상선 세포는 혈액으로 그 내용물을 분비하게 된다. 죽은 세포로부터 나온 몇 가지의 단백질은 신체의 면역 시스템에서 외부침입자로 간주된다. 면역 시스템은 이러한 단백질에 대한 항체를 생산하고, 일반 갑상선 조직 세포를 공격하여 염증을 일으키거나 나아가 갑상선 세포의 사멸을 유발하기도 한다. 이러한 메커니즘은 하시모토병자가면역성 갑상선 기능 저하증과 그레이브스병자가면역성 갑상선 기능 항진증 그리고 안구 돌출증Exophthalmos의 원인이 된다.

# 7
# 진화과정에서의 요오드

요오드는 암석에 흩어져 존재하지만 그 농도는 매우 낮다. 그리고 심지어 오랫동안 토양으로부터 고착된 요오드조차 해양의 요오드 농도를 높이지 못했다. 박테리아, 균류, 바이러스, 원생생물 등의 단세포 생물들은 초기에 요오드 없이 발생했다. 최초의 요오드 대사는 규조류조류의 일종에서 나타났지만, 상당한 양의 요오드는 해조류에 존재했다.

해조류는 처음으로 해양수의 요오드를 세포막의 수송 메커니즘을 이용하여 흡수하기 시작했으며, 오늘날 이제는 해양 요오드 농도의 20,000배 가량을 함유하고 있다. 이러한 맥락과 상관없이, 해조류가 죽었든 살았든 간에 해조류의 높은 요오드 함유량은 그때까지의 다른 지구의 환경과는 화학적으로 전혀 다른 새로운 환경을 탄생시켰다. 그것은 요오드가 많은 세계였다.

이러한 환경이 조성된 것은 처음이었다. 박테리아, 균류, 바이러스, 원생생물 등은 살아남을 수 없었고, 박테리아와는 다른 고세균

Archea만이 이러한 새로운 가혹한 환경에서 생존하고 번성할 수 있는 생물종이었을 것이다. 그러나 이 환경에서 생존하고자 했던 어떠한 새로운 미생물이라 하더라도 요오드와 티록신의 영향을 받을 수밖에 없었다.

# 8
# 티록신

거의 대부분의 거대 단백질이 요오드화되어 티록신T4을 형성함에 따라, 요오드의 세계에서 번성한 새로운 세포들 역시 티록신을 포함하게 되었다. 그러므로 티록신은 새로운 세포의 세포 내Intracellular 단백질로부터 또는 외부적으로는 세포질 해조류 단백질로부터 형성되었다. 새로운 세포의 게놈세포 내의 모든 유전정보과 DNA유전물질는 새로운 박테리아의 형성 초기부터, 직접적으로 요오드와 티록신과 접촉하게 되었다. 이러한 중요한 형성 과정에서 세포 내에 갑상선 호르몬 수용체가 형성되었고, DNA에 부착되었다. 필연적으로 티록신은 고대부터 DNA 또는 게놈을 조절하는 역할을 하게 되었다.

〈그림5〉

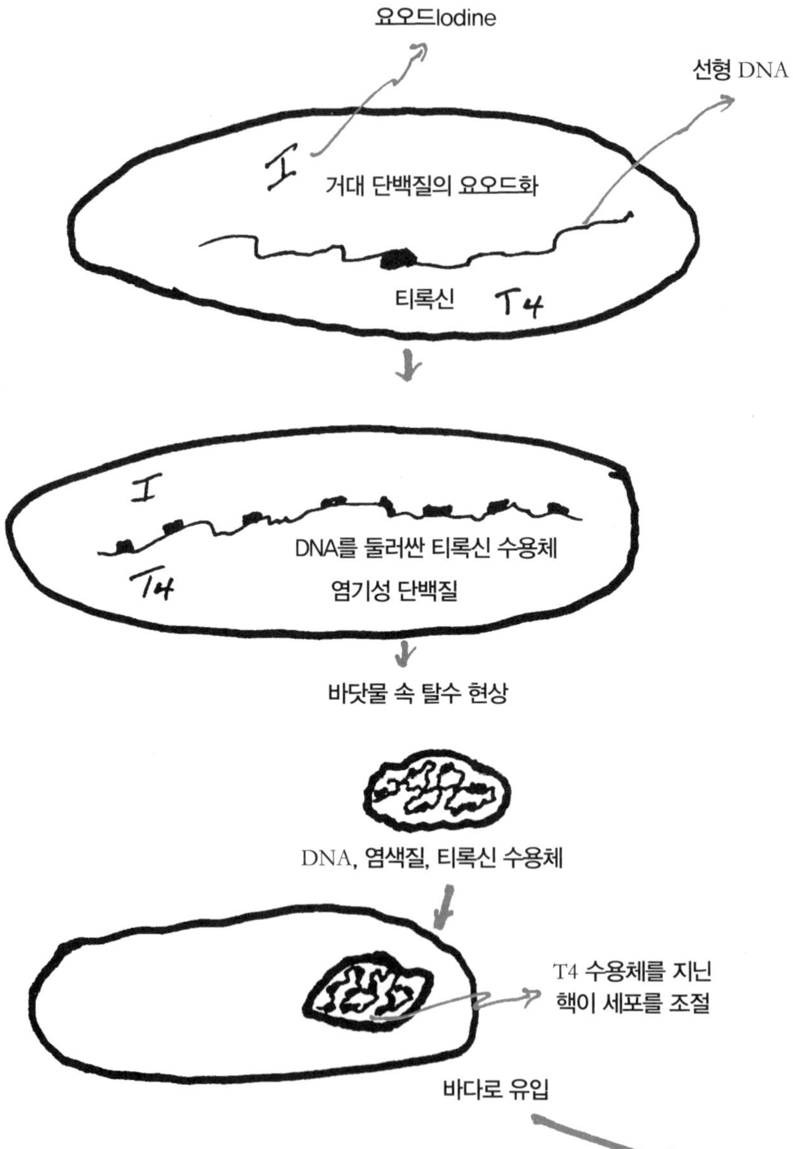
요오드의 세계
요오드Iodine
선형 DNA
I
거대 단백질의 요오드화
티록신
T4
I
DNA를 둘러싼 티록신 수용체
T4
염기성 단백질
바닷물 속 탈수 현상
DNA, 염색질, 티록신 수용체
T4 수용체를 지닌
핵이 세포를 조절
바다로 유입

# 9
# 핵의 형성

티록신이 갑상선 호르몬 수용체를 통해 게놈을 조절하는 동안, 세포질 내의 산성 요오드는 염기성 단백질을 끌어들였다. 만약 이 새로운 세포가 바다에 들어가게 되면, 바닷물의 염분 농도가 높아 삼투압 현상에 의해 세포의 탈수현상이 일어난다. 결과적으로 염색질과 DNA와 염기성 단백질은 공의 형태로 서로 엉겨 붙어 압축될 것이다. 이러한 염색질과 염기성 단백질 덩어리는 이제 진핵세포의 최초 핵이 되었고, 그리고 새로 형성된 핵이 티록신에 의해 조절된다는 사실은 매우 중요했다.

공생관계의 일반적인 패턴에 따라, 염색질을 포함한 이 핵은 다른 세포의 내부에 자리를 잡게 된다. 이 세포의 세포질 안의 요오드는 새롭게 형성된 핵 안의 DNA를 조절하는 티록신을 지속적으로 공급하였다. 요오드화된 거대 단백질은 그 안에서 티록신을 형성하며 그리고 현재 사용되는 의약품처럼 갑상선 기능 저하증Hypothyrodism을 치료할 수 있는 생리학적 효능을 가지고 있다.

〈그림6〉

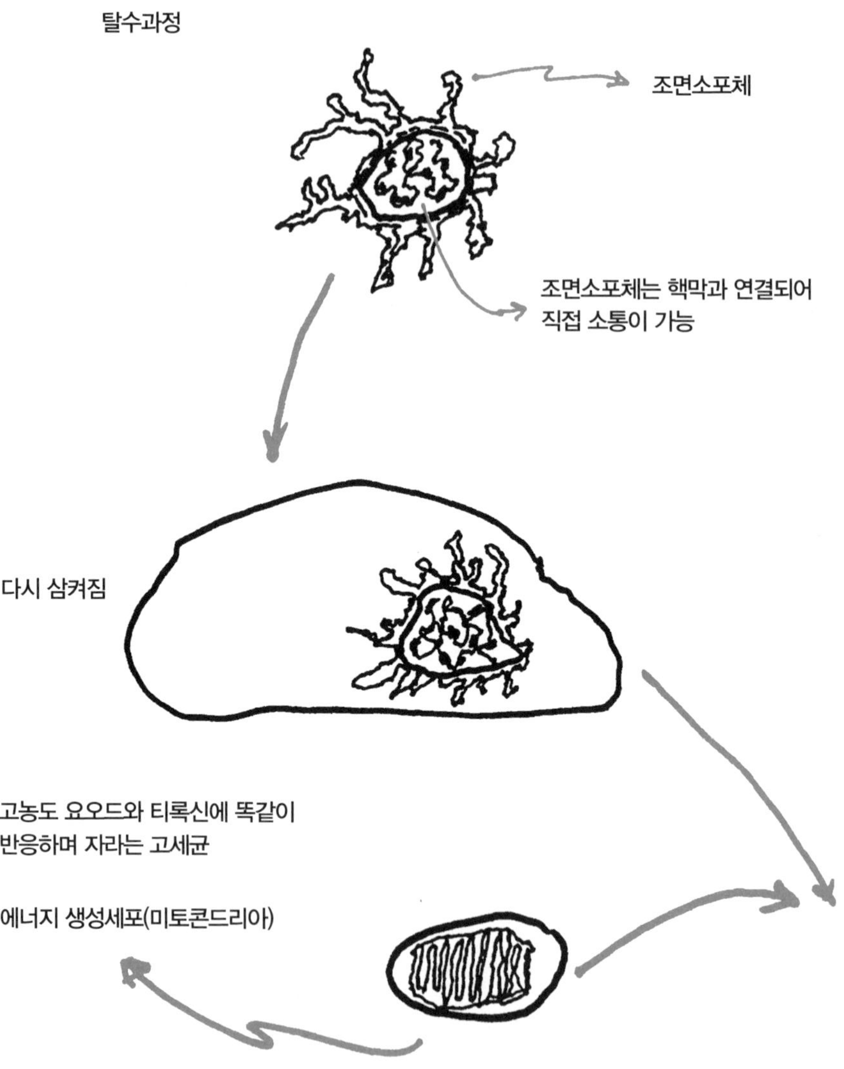
세포 생성 기원
탈수과정
조면소포체
조면소포체는 핵막과 연결되어
직접 소통이 가능
다시 삼켜짐
고농도 요오드와 티록신에 똑같이
반응하며 자라는 고세균
에너지 생성세포(미토콘드리아)

〈그림7〉

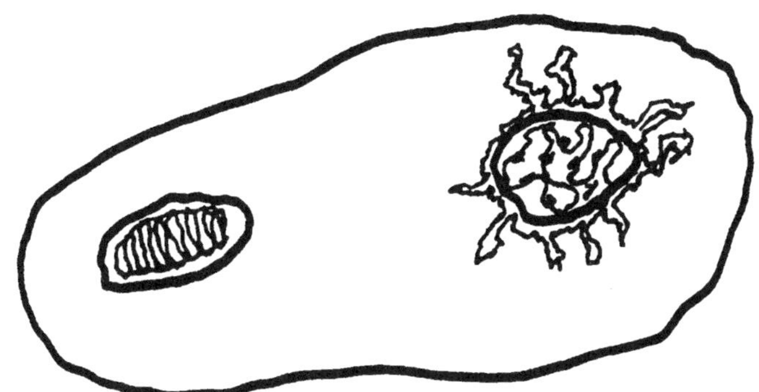

다른 세포와 결합할 준비가 되어 있는 진핵세포핵이 있는 세포는 더 많은 기관들을 유입시킨다.

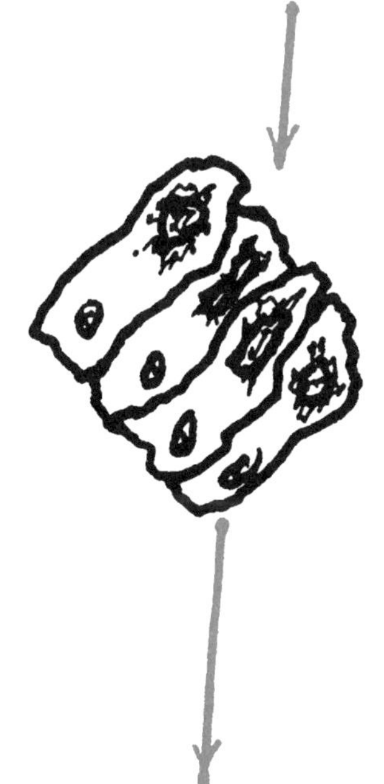

게놈 DNA와 미토콘드리아 DNA에 티록신 수용체를 지닌 세포들

다세포 생물의 분화

〈그림8〉

## 체내 요오드의 기능

1. 갑상선에서 갑상선 호르몬을 생성하는 데 사용된다.
2. 비정상적인 세포에 대한 감시자 역할을 한다.
3. 정상세포와 비정상세포의 세포사멸Apoptosis을 유발한다.
4. 화학물질을 해독한다.
5. 티로신이나 히스티딘과 반응하여 효소를 비활성화하고 단백질을 변성시킨다.
6. 박테리아, 조류, 곰팡이, 바이러스, 원생생물에 대해 살균작용을 한다.
7. 생물학적 독소, 식중독, 뱀독 등을 해독한다.
8. 항알레르기 과정. 외부 단백질을 비알레르기성으로 만든다.
9. 혈액 속으로 유입된 세포 내 단백질들을 비알레르기성으로 만드는 항자가면역 메커니즘을 지닌다.
10. 뇌와 망막의 시냅스와 심혈관계로 수송되는 지질의 이중결합을 보호한다.
11. 발달 중인 태아와 모유로 키운 아이에게 세포사멸 기전의 근원이 된다.
12. 백혈병과 같은 세포사멸 관련 질환으로부터 보호해 준다.
13. 초기 태아 발달과정에 티록신을 공급해 준다.
14. 위에서 발견되는 헬리코박터 파일로리Helicobacter pylori에 대한 살균활성을 지닌다.

따라서 우리는 현재, DNA 티록신 수용체와 세포막, 핵 그리고 티록신의 세포 내부 공급원 등을 통해 세포 조절 역할을 하는 티록신을 가지게 되었다.

가장 최근에 발달된 세포가 바다로 나가면, 세포의 세포질은 파괴되고 핵 주변에 이중막을 형성하게 된다. 이렇게 붕괴된 세포는 조면 소포체Rough Endoplasmic Reticulum가 된다.

높은 요오드 농도의 환경에서 형성된 에너지를 생산하는 고세균과 박테리아도 또한 요오드에 내성을 가지고 있고 티록신에 의해 조절되는 DNA와 게놈Genome을 가지고 있었다. 이러한 에너지를 생산하는 세포는 아마도 새로운 핵을 갖춘 세포에 의해 둘러싸였을 것이고, 미토콘드리아로서 세포 내에서 공생관계를 이루게 되었다. 그리고 핵 DNA와 미토콘드리아 DNA는 티록신의 조절을 받게 되었다. 티록신의 조절 하에, 두 세포의 조화로운 행동은 두 개의 세포를 가진 생명체를 탄생시켰다. 이러한 다세포 생물체는 해조류를 떠나 바다 속으로 들어가는 새로운 시도를 위한 준비를 하게 되었다. 그러나 살아남기 위해서는 세포 외부의 충분한 요오드와 세포 내부의 충분한 티록신이 필요했다. 해조류의 요오드 수송과 같은 요오드 흡수 메커니즘이 바다 속에서 요오드를 흡수하기 위해 필요했다.

# 10
## 요오드의 생체 내 다른 곳으로의 확산

음식물의 요오드는 요오드이온iodide의 형태로 혈액으로 흡수되며, 혈액의 요오드는 해조류에서와 같은 수송 시스템을 통해 갑상선으로 공급된다. 또한 침샘, 가슴, 위와 다른 조직들도 혈액으로부터 요오드를 흡수하여 그들의 분비물 내 요오드 농도를 혈장보다 30배 높도록 유지한다. 요오드의 방사능 추적법을 통해 대부분의 요오드가 갑상선, 콧물, 장, 유방, 위, 뼈와 대부분 기관의 결합조직과 세포외액으로 이동하는 것을 알 수 있다. 요오드는 신체 내부 어느 곳에서나 존재하는데, 예를 들자면 요오드를 주사한 지 2분 안에 자궁경관의 점액에서 발견될 정도이다. 진화 과정에서 내장Gut은 갑상선이 생기기 전에는 요오드의 공급원으로 작용했지만, 현재는 신체 내에서 요오드가 즉각 필요할 때를 위한 요오드의 저장소 역할을 하고 있다.

# 11
## 생체 내 요오드의 역할

요오드의 주요 역할은 갑상선 호르몬의 합성과 저장 그리고 분비이다. 그 외의 요오드는 다른 조직, 특히 세포외액으로 흡수되거나 소변으로 배출된다. 요오드는 림프관을 타고 돌아다니다가 흉관을 통해 혈액으로 다시 유입된다. 1960년대에는 만약 요오드의 일일 복용량이 하루에 2~3mg 정도로 증가한다면, 2주 안에 갑상선이 포화되어 요오드를 더 이상 많이 흡수하지 못할 것이라는 사실이 규명되었다. 그래서 요오드를 일일 투여량 이상으로, 말하자면 하루 3mg 이상 복용한 일반인은 2주 내에 그들의 갑상선이 포화되어 갑상선은 더 이상 요오드를 흡수하지 못하지만 신체 다른 부위에서 더 중요한 다른 기능을 수행하기 위해 요오드가 사용되기 시작한다.

# 12
## 그 외에 추정되는 요오드의 다른 역할

약간 비정상적인 세포에서 암세포로 모양과 크기, 세포 내부 구조 측면에서 점진적으로 변화하는 과정은 대략 몇 년이 걸릴 정도로 느린 과정이다. 암이 아닌 비정상적인 세포를 효과적으로 제거할 수 있는 면역 시스템의 기전은 아직까지 밝혀지지 않았다. 지금까지 봐왔듯이, 면역 시스템은 하나의 암세포를 식별하는 것조차 잘하지 못한다.

# 13

# 박테리아와 세포사멸의 관계

체내 많은 세포들의 죽음은 프로그램화되어 있다. 일반적이고 예측 가능한 일정에 따른 세포의 자연사를 세포사멸Apoptosis이라 한다. 예를 들어 위 점액 세포의 수명은 2~3일이다. 요오드의 위치를 파악해 보면, 우리는 세포사멸이 활발히 일어나는 곳에 많은 양의 요오드가 발견되는 것을 알 수 있다. 이것이 바로, 우리가 단세포 생물에 대한 요오드의 살균작용을 기억해야 하는 이유이다. 자연은 단세포 생물을 죽이는 메커니즘처럼 중요한 메커니즘을 다른 곳에도 적용하여 이용하는 경향이 있다. 즉, 요오드와 표면 단백질의 티로신이나 히스티딘 사이의 반응과 같은 단순한 화학반응이 새로운 핵을 가진 세포진핵세포에 의해 다시 사용된 것이다. 비정상적인 세포를 죽이는 방법으로 이보다 더 좋은 방법은 없다. 진핵세포의 외부막은 숨겨진 티로신과 히스티딘 분자를 가지고 있고, 이 분자들은 세포막의 팽창 혹은 세포의 성질 변화에 의해 노출되게 된다. 우리가 이해한 바에 따르면, 세포외액의 요오드는 노출된 티로신 분자와 반응하여 박테리아를 죽이는 것과 같은 비슷한 방법으로 세포를 죽인다. 이 같은 방법으로 요오드는 생체 내 비정상적인 세포를 감시하는 메커니즘을 수행하고 있다.

많은 세포가 죽는 생체 영역의 경우는, 항상 끊임없는 요오드의 공급이 있게 마련이다. 비강 혹은 위강으로의 분비물은 높은 세포 괴사율과 끝없는 요오드 공급과 관련이 있다. 세포사멸이 많이 일어나는 모든 신체 부위에는 요오드의 풍부한 공급이 이루어진다. 이러한 메커니즘은 일반 세포에 해당되는 것이며, 역시 체내에서 자라는 비정상적인 세포들에 대해서도 요오드가 같은 작용을 한다고 우리는 제안한다. 요오드는 장선봉합창자실봉합시 환자에게 사용하는 박테리아에 대한 살균제의 역할을 할 뿐만 아니라 항암물질이기도 하다. 또한 암 복부 수술 동안 암세포가 다른 부위로 퍼지는 것을 억제하기도 한다.

# 14
# 소변을 통한 요오드의 배출

소변을 통한 요오드의 배출은 일반적이지 않은 패턴을 보인다. 소변으로 배출되어 생체로부터 손실되는 것을 방지하기 위한 요로에서의 재흡수나 보존 메커니즘이 요오드에는 존재하지 않는다. 만약 우리가 요오드가 세포사멸의 유발인자라는 것을 인정한다면, 소변에 요오드가 항상 존재한다는 것은 당연한 사실이다. 실제로는 아니지만 만약 신체가 요오드를 내부에 가지고 있을 수 있어서 요오드 없이 소변이 신장을 통과했다면, 이론적으로 신장은 요오드를 잃게 한다. 이는 바로 비정상 세포와 암의 발생으로 이어졌을 것이다. 어떤 문헌에 따르면 오스트레일리아 연구진은 요오드가 그들의 조직배양 시스템에서 고용량일수록 더 많은 비정상 세포와 암세포를 사멸시킨다는 것을 알아냈다고 한다.

# 15
## 일본인의 이주 연구

일본인 여성이 북아메리카로 이주했을 때, 서구화된 식습관을 가지게 된 후손들은 북미 사람들과 비슷한 암 발병률을 얻게 됐다. 이러한 연구는 유방암 발병에 식습관적인 요인이 있다는 것을 제시한다. 그것은 서구화된 식습관 때문이라고 여겨져 왔다. 맞는 이야기이다. 서양식 식단은 갑상선이 포화될 정도의 요오드 양을 제공할 수 없다. 적어도 10배 정도 증가해야 도움이 될 것이며 일본식 식단의 요오드 양과 비슷해지면 더 효과적일 것으로 사료된다.

# 16

# 위에서의 요오드의 다른 역할

헤네인Heneine의 연구로부터 우리는 위장에서 요오드의 보호기능을 생각해 낼 수 있다. 그들은 티로신과 히스티딘의 요오드화 반응이, 뱀독과 같은 생물학적인 독을 중화시킬 수 있음을 생체 외In vitro 시험을 통해 명확히 보여 주었다. 이것은 가장 중요한 요오드의 작용 중 하나일 것이다. 식중독이 의심될 때 최고의 해독제로 요오드를 물에 녹인 루골 용액이 좋다는 유명한 민간요법이 있다. 또한 화학적으로 요오드는 화학 독소를 무력화할 수 있다.

# 17
# 위의 살균제

요오드는 위에서 살균 작용을 한다. 일본인의 헬리코박터 파일로리 보균율이 높은 것은 일본인의 위암 발병률이 높은 것과 관련이 있다. 이러한 역설과 요오드 세포사멸 메커니즘 모델의 예외는 질산염과 관련이 있으며 이는 암 부분에서 다루도록 하겠다. 하지만 일반적으로 요오드는 병원체들로부터 위를 보호하는 역할을 한다.

# 18

# 요오드와 음식 알레르기

브라질의 과학자들은 거대 외부 단백질이 요오드와의 반응을 통해 비알레르기성 단백질로 된다는 것을 알아냈다. 이러한 사실을 통해 개의 흉관에서의 요오드 연구에서 나타난 과거 관찰 결과를 설명할 수 있다. 개 흉관의 요오드 농도는 혈청의 요오드 농도보다 5배가량 높다는 것이 밝혀졌다. 그러나 개가 우유를 섭취했을 때, 흉관의 요오드 농도는 20~30배가량 증가했다. 이는 요오드가 우유와 같은 외부 단백질을 둘러싸서 면역 시스템의 공격으로부터 보호해준다는 것을 시사한다.

# 19
## 요오드와 자가면역질환

자가면역질환은 갑상선, 췌장과 그 외 부위의 세포에서의 가벼운 손상과 관련되어 있다. 죽은 세포가 그들의 내용물을 혈액에 배출하면 이 단백질 중 일부는 신체 외부물질로 받아들여지고, 결과적으로 면역 시스템은 그 물질에 대한 항체를 만들게 된다. 이 항체들은 정상 조직도 공격할 수 있다. 만약 혈액 내에 적당량의 요오드가 존재한다면, 죽은 세포로부터 폐기된 단백질을 요오드가 둘러싸서 알레르기 반응이 일어나지 않을 것이다. 그러므로 자가면역질환의 발병은 세포 손상을 야기하는 부족한 요오드 순환과 관련이 있을 수 있다.

# 20
# 지방에 용해되는 요오드의 성질

지방 섭취량과 유방암 사이의 모호한 관계는 미량영양소를 제거하는 지방과 관련이 있을 수 있다. 지방산의 이중결합 수를 측정하는 방법 중 하나는 유지Fat 100g당 흡수하는 요오드의 양을 측정하는 것이다. 이는 요오드 값 또는 요오드가Iodine Number or Value라 불린다. 가장 불포화된 지방이 가장 높은 요오드값을 갖는다. 50년 전 실험에서는 고지방식을 먹은 강아지에 갑상선종이 나타났다. 이는 지방 섭취가 요오드 흡수를 방해하는 것을 의미한다고 볼 수 있다. 이는 아마도 크로포드Crawford와 마쉬Marsh가 설명한 바와 같이 중추 신경계의 신경세포막이나 혈관 등으로 지방이 수송될 때 요오드가 지방의 이중결합을 보호하기 때문이라 볼 수 있다.

# 21

# 자궁경부점액의 요오드

정맥으로 주입된 방사성 요오드는 2분 안에 자궁경부의 점액성 분비물에 나타난다. 요오드가 항바이러스, 항균성 물질이며 비정상적인 세포를 제거한다는 사실로부터, 요오드를 매일 적당히 섭취한 사람은 일본인에게서 나타나듯이 자궁경부 이형상피증Cervical dysplasia 혹은 자궁경부암 발병률이 낮으리라는 것을 알 수 있다.

# 22
## 요오드와 임신

임신 기간 동안 태반은 태아의 혈중 요오드 농도가 산모의 5배가 되도록 요오드를 흡수한다. 태아가 성장하는 동안 많은 세포들이 세포사멸을 통해 죽기 때문에, 요오드가 태아 발육에 중요하다는 의견은 타당하다고 볼 수 있다. 발육 기간 동안 뇌는 다른 기관에 비해 세포사멸이 많이 일어나므로, 요오드가 부족하면 뇌의 발달이 비정상적으로 이루어질 수 있다.

# 23
## 요오드와 태아의 발육

모리얼 드 에스코바르Morreale de Escobar 연구팀은 초기 태아 발육이 태반을 통과하는 임산부의 갑상선 호르몬에 일부 영향을 받는다는 것을 입증했다. 우리를 곤란하게 한 사실은, 태아 발육 초기의 세포들 역시 진핵세포의 진화 초기부터 의도된 대로, 그 세포들이 직접 사용할 갑상선 호르몬을 자체적으로 만들 수 있는 능력을 가졌다는 사실이다. 1912년 구탄치Guttanch는 갑상선 호르몬이 올챙이를 개구리로 변화시킴을 보였다. 이러한 변태*Metamorphosis 동물이 성장하는 과정에서 큰 형태변화를 거쳐 성체가 되는 현상은 매우 복잡하다. 꼬리가 사라지고 다리가 발달하며, 허파는 공기 중에서 숨쉴 수 있도록 바뀌며 간에서는 DNA나 세포형태의 변화 없이 수중동물에서 지상동물로의 생화학적 메커니즘 변화가 일어난다. 올챙이에게 갑상선 호르몬은 전신에 영향을 주는 것 같지만, 사실

---

*변태Metamorphosis : 동물의 정상적인 성장 과정에 있어, 짧은 기간 동안 크게 형태를 바꾸는 것.

은 각각의 세포에 독립적으로 영향을 준다. 만약 갑상선이 제거되고 요오드가 주사, 구두, 피부로 흡수되는 등의 다양한 형태로 투여된다 해도 변태는 갑상선 호르몬이 존재할 때와 같은 비율로 일어날 것이다. 이는 올챙이의 모든 세포가 요오드로부터 갑상선 호르몬을 합성할 수 있다는 사실을 알려 준다. 만약 이러한 티록신의 세포 내부 합성 현상이 진핵세포 발생의 첫날부터 일어났다면, 왜 초기단계의 태아 발육 또한 세포 내의 요오드로부터 합성되는 티록신에 의존적이지 않았을까? 개발도상국에서 확인된 바와 같이 크레틴병과 태아의 갑상선 기능 저하증, 정신지체를 없앨 수 있는 유일한 방법은 수정 전에 어떠한 방법으로든 적절한 양의 요오드가 주어지는 것뿐이다.

## 24
# 일본 여성들의 낮은 선천성 결함과 출산기 전후 사망률

세계에서 가장 많은 양의 요오드를 섭취하는 일본 여성은 가장 낮은 사산死産율과 출산기 전후 사망률perinatal mortality 및 유아 사망률을 보였다. 일본 산모들의 오랜 경험과 지식은 많은 세대를 걸쳐 축적되어 왔다. 그뿐 아니라 일본 산모들의 전통들 가운데는 해조류가 암을 예방한다는 흥미로운 개념이 있다.

3장

# 갑상선과 갑상선 호르몬

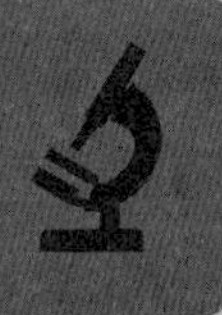

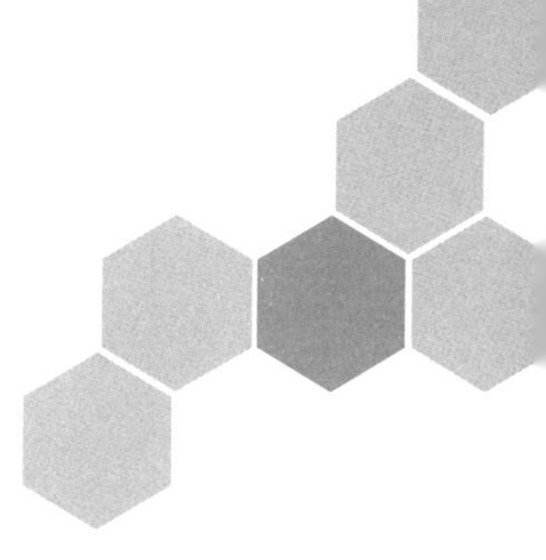

높은 요오드 농도의 환경에서 진화한 새로운 단세포 생물은 요오드가 필요하다는 것 빼고는 환경의 영향으로부터 자유로웠다. 그 단세포 생물은 갑상선 호르몬을 직접 합성할 수 있었을 뿐 아니라 갑상선 호르몬과 그 수용체를 통해 세포 기능과 대사과정을 수행하기 위한 게놈을 조절할 수 있었다. 이러한 종류의 미생물의 세포는 요오드 내성을 가지고 있었는데, 이는 노출된 티로신 또는 히스티딘을 가지고 있지 않음을 의미한다. 이렇게 시작된 요오드와 티록신의 새로운 세상은 해조류와 관련이 있다. 해조류는 거의 무제한의 요오드를 공급하는 지구상의 첫 번째 원천Source이었다. 단백질의 요오드화는 자동적으로 단백질 내에 티록신을 생산하는 단순하고 쉬운 화학반응이다. 그러므로 초기 진화 세포들은 티록신을 세포 내 단백질의 요오드화로부터 공급받을 수 있다. 이러한 세포들은 티록신을 외부로부터 공급받을 필요가 없었다.

여러 과정을 통해 생물체들은 해양 환경으로 유입되었고, 세포로부터 물을 모두 빨아들이는 삼투압이 높은 용액에 노출되었다. 이렇게 파괴된 기본 단백질과 선형 DNA는 갑상선 호르몬 수용체에 의해 둘러싸인, 현재 핵이라 불리는 기관이 되었다.

나아가 이러한 비슷한 일련의 과정을 통해 조면소포체가 만들어졌다. 이 새로운 환경에서 세포들의 에너지 생산은 DNA에 있는 갑상선 호르몬 수용체와 요오드 내성과 함께 발달하였고, 새로운 유핵세포와 미토콘드리아로 공생적으로 결합하게 되었다. 세포소기관이 더 생긴 후, 모든 세포들은 티록신의 통제 하에 서로 상호작용할 준비를 갖추었다. 다세포 생물체가 나타난 것이다. 그러나 해조류의 고농도 요오드 환경에서부터 바다 외부로 이동하는 것이 가능하기 위해서는, 염분 함량이 높은 바닷속 환경에서 발달한 보호 메커니즘이 필요했을 것이다. 새로운 다세포 생물체는 외부 환경으로 더 쉽게 이동하기 위해서, 내부 염 농도를 바다와 비슷하게 조절했다. 외부 환경에 노출된 다세포 생물이 생존에 성공한 후부터는 요오드 공급과 요오드를 흡수하기 위한 메커니즘의 유무가 매우 중요하게 작용했다.

이때부터 전반적으로 새로운 타입의 유전자 조절 능력을 갖춘 실험용 동물들이 나타나기 시작했을 것이다.

그 후 바로 시작된 진화과정에서, 척추동물 이전의 생물들의 갑상선의 전구체인 내주Endostyle 혹은 갑상선 호르몬 생성 구역이 나타났다. 원시의 척추동물 이전 생물들의 인두pharynx 식도와 후두에 붙어 있는 깔때기 모양의 부분 뒤에 위치한 이 기관은 티록신과 결합한 단백질을 장으로 분비한다. 그리고 단백질은 장에서 가수 분해되어 흡수되고 생체 모든 기관으로 수송된다. 그 후 초기 척추동물에서는 내주가 존재했던 위치 주변에 최초의 갑상선여포가 확인되었다. 그때부터 갑상선 호르몬이 내부에서 혈액으로 분비되기 시작했다. 이때는 갑상선 기능에 영향을 줄 수 있는 뇌와 뇌하수체 혹은 시상하부의 조절 메커니즘이 존재하지 않을 시기였다.

갑상선 호르몬은 진화과정에서 처음으로 생겨난 내분비 호르몬이며, 태아기 때 처음으로 생성되는 호르몬이다. 그런데 갑상선의 발달과 거의 동시에, 신경세포에 지속적인 요오드 공급에 따른 지속적인 티록신 공급이 이루어지면서 중추신경계도 발달하기 시작했다.

어틀리Eartly와 르블롱Leblond은 갑상선과 갑상선의 역할에 대한 그들의 글을 통해 갑상선 호르몬이 신진대사 활동에 직접적인 영향을 미치며, 시상하부 호르몬의 모든 효과는 티록신이 중재한다는 사실을 발표했다. **그림 9A**와 **그림 9B**는 해부학적, 생리학적 관점에서 갑상선 축의 관계를 도표로 보여 준다.

갑상선 호르몬의 생리학적 기능에 대한 도표는 갑상선이 게놈Genome을 조절하고 또한 진화상으로 그리고 태아 발달 시 가장 먼저 형성된다고 보았을 때, 티록신이 모든 내분비 기관을 조절하는 것을 보여 준다.

그 후에 뇌는 현재와 같은 시상하부가 갑상선의 분비량을 전반적으로 조절하는, 시상하부-뇌하수체-갑상선 체계로 진화했다. 뇌하수체의 피드백되먹임 메커니즘은 혈액 내 갑상선 호르몬 양을 항상

〈그림9A〉

갑상선–뇌하수체 시상하부 축
Thyroid – pituitary hypothalamic axis

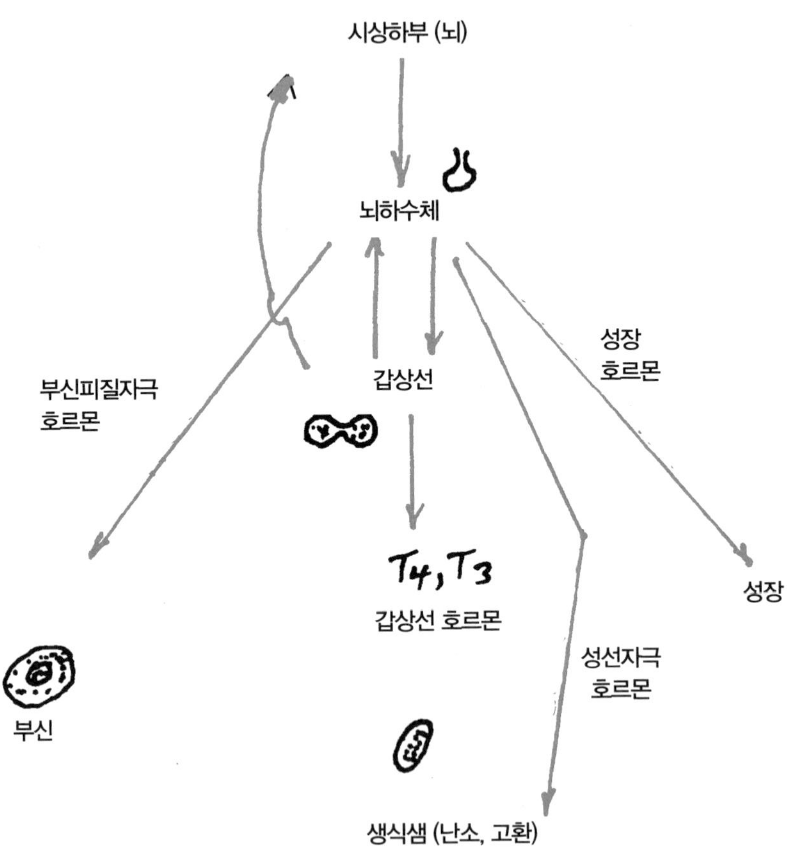

〈그림9B〉

티록신, 뇌하수체, 갑상선, 시상하부의 생리학적 관계

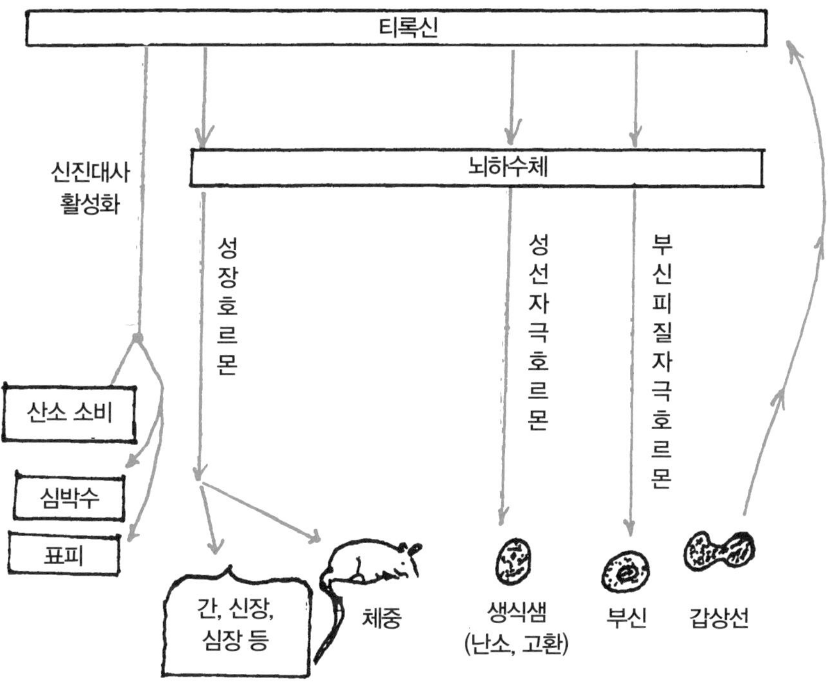

일정하도록 조절하지는 않는다. 뇌하수체 갑상선 시스템과 관련한 중요한 사건은 대부분 태어날 때 일어나는 것으로 보인다. 태어날 때부터 시상하부와 갑상선 호르몬은 체온을 조절하기 때문에, 아기가 태어날 때 갑상선 호르몬 분비량을 크게 증가시키는 TSH가 급격하게 증가한다.

출생 이후, 남은 인간의 일생동안 갑상선은 매우 일정하게 갑상선 호르몬을 공급하기 시작한다. 갑상선의 비축 능력에 대한 첫 실제 실험에서, 나쁜 자극에 대한 갑상선의 내성과 이에 반응하는 능력의 정도는 사춘기 이전의 적절한 요오드 섭취와 관련이 있다는 것이 밝혀졌다. 동물의 경우, 계절적 변화 혹은 지역적 변화에 따른 갑상선 호르몬 분비량의 변화가 있었지만, 인간의 경우는 임신 중 몇몇의 변화를 제외하고는 갑상선 자극 호르몬TSH의 큰 변화는 거의 일어나지 않는다. 그러나 갑상선에 가해지는 스트레스는 감지될 수 있으며, 갑상선의 크기는 초음파로 정확하게 측정할 수 있다.

청소년기와 임신 중 그리고 갱년기에 나타나는 생리학적 스트레스physiological stress에 의한 갑상선 비대는 요오드 섭취가 부족하여 나타난다. 이러한 비대증은 요오드 결핍 정도를 나타내는 요오드 보충의 경계에 대한 좋은 지표이며, 동시에 이는 생리학적 스트레스 기간 동안 갑상선 호르몬이 많이 필요함을 알려 준다.

갑상선 시스템의 문제는 질병과 관련이 있다. 갑상선 호르몬 분비량이 적으면 세포 DNA의 올바른 유지를 위한 적절한 갑상선 호르몬을 제공할 수 없다. 또한 각 조직마다 갑상선 물질대사를 따로 조절하기 때문에, 조직 적응 기전Tissue adaptation meachanism에 필요한 갑상선 호르몬 양이 조직마다 다를 수도 있다. 하나의 조직에 충분하지 않기에 갑상선 호르몬-TSH 분비를 더욱 늘리도록 시키는 식의 개별 조직으로부터의 피드백 시스템은 존재하지 않는다. 뇌는 갑상선 호르몬의 일정한 농도 유지가 가장 필요한 기관이다. 예를 들어 어떤 환자가 임상 결과는 정상인 갑상선을 가지고 있으나 낮은 갑상선 의존성 우울증을 가지고 있다면, 그 우울증은 현재의 수준보다 갑상선 호르몬 농도가 어떻게든 높아지지 않는 한 계속될 것이다. 이렇게 하는 유일한 방법은 경구투여를 통해 갑상선 호르몬을 환자의 갑상선에 보충해 주어야 한다. 아직도 근본적인 상태를 진단하지 못하고 있는 것이 현재 항우울제 사용 경향의 현실이다.

크레틴병과 갑상선종이 모든 연령층에서 발견되었음에도 불구하고, 요오드가 발견이 되고 난 이후에야 갑상선에 대해서 서서히 약간씩 이해가 가능해졌다. 임상적으로 갑상선에 대한 가장 오래된 기록은 1888년에 생겼다. 이 위원회는 갑상선이 제거되었거나 기능부전에 시달리는 사람에게 나타나는 다양한 질병에 대해 설명했다. 이에 대해 점액수종이라는 이름을 붙였으며, 이는 신체의 거의 모든 결합조직에 특정 유형의 뮤신점성 물질; 점액 중 단백질이 쌓이는 질병이다.

심한 갑상선 기능 저하의 특징 중 하나는 거의 모든 신체기관에서 뮤신이 발견되는 것으로, 이는 우리가 갑상선호르몬의 세포 내 역할에 대한 세포 혹은 기관의 조절능력을 이해한다면 매우 이치에 맞아 보일 것이다. 많은 내과의사들은 세포 내 조절 메커니즘이 갑상선 호르몬 작용 조절의 핵심이라고 지적했다. 또한 세포막과 세포기질Cytosol: 세포질의 액상부분, 미토콘드리아, 핵 등에 갑상선 호르몬 수용체가 있다는 걸 알 때, 우리는 비로소 갑상선 조절 시스템이 얼마나 중요한가를 이해하게 된다.

# 1
# 갑상선 호르몬 제제를 이용한 치료

110년 전 폭스Fox와 매켄지MacKenzie는 양의 갑상선으로 만든 경구용 갑상선 제제가 갑상선 기능 저하증에 효능이 있다는 것을 밝혀냈으며, 그 후 80년간 경구용 건조 갑상선이 표준 치료법이 됐다. 날것의 혹은 요리된 갑상선을 환자들에게 제공했을 때, 거의 믿을 수 없는 변화가 일어났다. 완전히 기능을 할 수 없는, 거의 죽은 빈사상태의 환자가 몇 주간의 짧은 치료를 통해 정상 상태로 돌아왔다. 그러나 갑상선 치료는 환자들의 여생 동안 지속되어야만 했다. 갑상선을 정상 기능으로 되돌리는 어떤 유용한 지속적인 재활 치료의 방법은 발견되지 않았다.

1976년까지 미국의 갑상선 호르몬 처방의 거의 절반52%은 건조 갑상선 혹은 다른 천연 물질이었다. 약학 분야 권위자들은 건조 갑상선이 임상적으로 예상 가능하고 효율적인, 잘 흡수되는 제제라고 확신했다. 1973년의 의학 저서는 건조 갑상선은 믿을 수 있다고 주장했다. T3 수치의 약간의 변화가 드물게 언급되었지만 임상적으로 크게 중요하지 않다. 1963년 건조 갑상선을 실은 것으로 추정됐던, 유럽과 미국의 유통회사로 가던 큰 화물에 실린 것이 갑상선 호르몬이 아닌 요오드를 함유한 정제였던 것으로 밝혀졌다. 이것은 불쾌한 장난질이었다. 약리학서적 〈굿맨 앤드 길먼Goodman and Gilman〉은 "이 장난질이 거짓말이었음이 밝혀지기 전에 갑상선의 비신뢰도에 대한 발표들이 나타남으로 인해 이 사건은 갑상선에 오명을 씌웠다"(1970)고 언급했다. 이 거짓말은 건조 갑상선이 신뢰를 잃게 된 것에 대한 유일한 기록이다.

# 2

# 가벼운 갑상선 기능 저하증의 특정 증상

1930년대에 조지 크릴George Crile과 그의 동료들은 40년간의 갑상선 호르몬에 대한 임상적 경험을 요약한 갑상선 질환에 대한 교과서를 발간하였다. 또한 조지 크릴은 그 저서에서 일반적인 점액수종과는 다르게 판별이 어렵고 더 가벼운 증상을 나타내는 갑상선 기능 저하증의 형태에 대해 설명했다.

조지 크릴과 그의 동료들은 초기 갑상선 기능 저하증의 증상에 대해 더 자세히 설명했다. 그는 갑상선 기능 저하증의 정도는 다양하며, 약할수록 불명확한 증상을 보인다고 강조했다. 그는 갑상선 질환의 가벼운 형태에 대한 특별한 사실에 대해서 이렇게 말한다. "특정한 진단 방법이 부재하다는 사실과, 어쩌면 증상을 설명할 수 있을 것 같은 다른 진단이 가능하다는 사실은 이런 많은 경우에 기저 질환을 알아내지 못하는 결과를 낳는다."(갑상선 기능 저하)

조지 크릴은 가벼운 갑상선 기능 저하가 환자의 생사를 결정하거나 심각한 장애가 되지는 않지만, 만약 이러한 상태가 더 많이 초기에 발견된다면 많은 사람들의 건강이 개선될 것이라고 말했다.

"초기 갑상선 기능 저하증은 모든 연령대에서 나타난다. 어린이들의 가벼운 기능 저하는 심각하지 않지만 주의를 기울여야 할 행동장애 혹은 가벼운 정신 지체를 유발할 수 있다. 이러한 어린이들에게 소량의 갑상선 추출물 투여를 통해 놀라운 결과를 얻을 수 있다."

"사춘기와 10대 초반의 인내력 부족과 빈혈증상, 신경쇠약, 생리불순, 소화장애 등은 가벼운 갑상선 기능 저하증으로 설명될 수 있다."

"청소년들의 심한 신체적 정신적 탈진증상과 중년의 우울증, 심한 갱년기 증상들도 갑상선 기능 저하에 근거하여 부분적으로 설명 가능하다. 때로 노화현상처럼 보이는 증상들은 갑상선 추출물 투여를 통해 눈에 띄게 개선된다."

"생물학적 시스템에 따라, 우리 개개인은 매우 다양한 이러한 질환들에 의한 영향을 받고 있으며 두통, 신경쇠약, 가벼운 정신병, 특히 정동장애우울증, 공포, 불안, 기억력 감퇴, 집중력 감퇴 등의 정신질환이 자주 나타난다."

"순환계 증상은 주로 심장과 관련되며, 심근변성에 의해 발생한다. 갑상선 기능 저하증은 조기 동맥경화를 야기한다."

"소화기계 증상은 매우 흔히 나타나며 식욕부진, 소화장애, 트림, 구토, 변비, 설사 등이 있다."

"여성의 월경기능은 가벼운 갑상선 질환에도 영향받기 쉬우며, 모든 증상은 특히 갱년기에 무월경, 월경 과다심한 출혈 등으로 나타난다. 이러한 기능 저하가 갑상선 기능 저하증 탓이라는 것은 소량의 갑상선 추출물의 투여로 인한 상태 호전으로 증명된다."

"불임은 이러한 상태의 가장 잘 알려진 결과이고, 모든 불임의 경우 남성과 여성배우자 모두의 갑상선 기능 저하증 여부를 확인해야 한다."

"관절 증상, 근육통, 피부질환 등도 갑상선 기능 저하증에 의해 발병되는 것으로 알려졌다."

"대사저하증에 의한 비만, 우울증, 저체온증, 감기에 대한 민감성, 건조한 피부와 약한 손톱, 과도한 졸음 등의 일반적인 증상 또한 빈번히 나타나며, 하나 이상의 증상이 모든 경우에 나타난다."

"놀라운 변형이 일어나기도 한다. 어떤 환자들은 높은 신경성 활력을 보이고, 어떤 환자들은 살이 찌는 대신 마르고 쇠약해지거나 갑상선 치료약에 의해 체중이 증가하며 불면증을 호소하기도 한다."

"진단이 모호할 때는 갑상선 추출물로 치료를 시도해 보는 것이 좋다."

1942년에 어거스트 웨르너August Werner의 저서 〈내분비학의 임상적 응용과 치료〉Werner, 1942에서는 갑상선 기능 저하증에 대한 다른 의견을 제시했다. 여기에 언급된 것들은 그가 말한 갑상선 기능 저하와 관련된 증상들과 갑상선 치료에 대한 반응들이다.

"가끔 우울할 때 신경과민, 감정조절능력의 부족, 격하기 쉬운 성질, 조급증 등의 증상이 있다. 이러한 사람들은 높은 피로도를 호소한다. 그들은 에너지가 넘치고 활동적이고자 하나 쉽게 지친다. 일상적인 활동을 하는 데 많은 노력이 필요하며 신체적 활동을 영위하기 위한 충분한 에너지를 만들어 내지 못한다. 이러한 피로는 신체적으로 뿐만 아니라 정신적으로 나타나기도 하는데, 예컨대 빠르고 정확하게 생각하지 못하는 경우도 있다."

"후두부-경추의 통증과 그에 따른 어깨 혹은 견갑골 사이의 통증이 발생한다. 또한 염증의 흔적 없이도 류머티즘성 통증이 여러 관절과 신체 부위에서 나타날 수도 있다."

"혈중 콜레스테롤 수치가 높아진다. 만약 콜레스테롤 농도가 증가한다면 갑상선 기능 저하증의 임상적 진단을 내릴 수 있고, 갑상선 치료약에 대한 반응으로 콜레스테롤 농도가 정상으로 돌아온다면 갑상선 기능 저하증으로 최종적 진단을 내릴 수 있다."

이러한 모든 증상이 갑상선 추출물로 성공적으로 치료된다는 점은 매우 중요한 사실이다. 대부분의 갑상선 기능 저하 질환은 세심한 병력관리와 건강검진을 통해 임상적으로 진단될 수 있다.

# 3

# 갑상선 치료의 목적

"치료의 목적은 최소 투여량을 통해 증상들을 호전시키는 일이다. 하지만 우리는 사실, 증상의 호전보다도 가능한 한 최고의 건강을 유지하는 것을 더 큰 목적으로 두고 있다."

# 4
# 방사성 요오드?

1940년대에 갑상선 치료와 연구에 두 가지의 큰 발전이 있었다. 요오드의 방사성 동위원소가 갑상선 물질대사 연구에 응용이 가능해졌다. 또한 갑상선 항진증일 때, 갑상선 대사를 막는 항갑상선 의약품이 개발되었다. 그 결과는 1960년대 갑상선 생리학의 더 나은 이해와 갑상선 기능에 대한 발견으로 나타났다.

가장 중요했던 두 발견은 갑상선에서의 방사성 요오드 흡수와 단백결합 요오드Protein Bound Iodine: PBI였다. 이들은 모두 유용했지만, 갑상선 질환의 진단에 사용되기에는 부족했다. 갑상선 질환의 진단법으로 PBI에 대한 연구가 더 활발히 일어났다. 하지만 점점 PBI 테스트의 부정확성이 밝혀졌으며, 1960년대 후반부터 사라지게 되어 1973년 T4와 TSH갑상선 자극 호르몬 도입으로 대체되었다. 1973년 〈영국 의학 저널British Medical Journal〉에 실린 에버라드 연구팀의 논문과 1974년 〈뉴잉글랜드 저널 오브 메디신New England Journal of Medicine〉에 실린 스톡JM Stock 연구팀의 논문은 환자들의 TSH 테스트 결과, 지난 80년간 임상적으로 사용됐던 치료법이 잘못되었음을 제시하였다. 환자들은 이제 TSH에 근거하여 진단받고 치료받게 되었다. 그러나 TSH 테스트는 매우 민감하기 때문에 모든 투여량을 삼분의 이 정도로 줄이게 되었다.

200~400㎍의 티록신이 환자들에게 효과적으로 원래의 상태로 돌아올 수 있는 일반적인 투여량임을 보여 주는 80년간의 임상학적 결과가 있었다. 이러한 양은 건조 갑상선으로 섭취할 시 180~300mg 정도이다. 이 양의 삼분의 일 정도인 100㎍이 1973년 후부터 현재까지 갑상선 기능 저하 치료에 사용되는 표준양이다. 그러나 그 외에 두 가지의 다른 영향이 있었다. TSH 수치가 갑상선 상태를 나타냈기 때문에, 갑상선 검사는 더 이상 필요하지 않게 되었다. 이제는 TSH가 진단도구가 된 것이다.

지난 2~3년 동안 의학 교육과정 또한 완전히 바뀌었다. 과거의 의사들에 의해 성공적으로 다루어졌던 모든 징후와 증상들을 오늘날에는 간과하고 있다. 모든 임상 경험들 또한 폐기되었다. 학생들과 내분비학자들은 TSH가 정상범위일 때, 일반적인 갑상선 기능 저하 증상에 대한 또 다른 진단법을 찾도록 교육을 받았다. 갑상선 기능 저하증의 징후 및 증상과 TSH갑상선 자극 호르몬 수치가 서로 관련 없다는 사실은 거의 언급되지 않았다. 이는 환자들을 치료하기 위한 진단검사가 환자들의 상태나 건강에 대한 어떠한 상관관계도 고려하지 않은 채 이루어졌음을 의미한다.

# 5
## 변화의 이유

하지만 왜 갑상선 기능 저하증 치료법이 변화했는지 설명하려면 앞에 언급된 내용 외의 다른 이유가 필요하다. 갑상선 호르몬으로 갑상선 기능 저하증 환자를 경험적으로 치료할 때의 문제점은, 더 상태가 악화되는 또 다른 환자집단이 존재한다는 점이었다. 이러한 집단을 구분하기 위해서는, 1962년 윌리엄스 박사Dr. Williams가 쓴 내분비학 기본서를 다시 고려해 볼 필요가 있다. 이때에는 건조 갑상선에 대한 거짓말이 아직 밝혀지지 않았을 때이므로, 모든 치료법은 건조 갑상선 추출물을 이용했다. 갑상선 추출물이 주로 사용되면서 일반적으로 투약되던 갑상선 의약품들은 더 이상 사용되지 않았다. 약 180mg티록신 200㎍ 정도의 투여량까지는 기초대사량, 갑상선검사, 그리고 단백결합 요오드나 임상적 상태에 아무런 변화가 나타나지 않았다. 따라서 180mg 이하의 투여량은 환자에게 어떠한 영향도 끼치지 않았을 것이다.

윌리엄스 박사는 대부분의 환자들이 효과를 느끼기까지, 180mg

정도 복용해야 한다고 강조했다. 그러나 이러한 효과를 얻기 위해 600mg 정도까지 필요한 영문 모를 환자들도 있었다. 어떠한 사람은 하루에 180mg까지 견딜 수 있는 반면에, 어떤 사람들은 부작용 없이 600mg까지 투여 가능하기 때문에 윌리엄스는 환자 개개인마다 갑상선 호르몬의 대사나 요구량이 다르다고 말했다. 하지만 이러한 개개인의 차이에 대한 이유는 아직 밝혀지지 않았다.

혈액검사 결과는 정상이지만 갑상선 기능 저하 증상을 보이는 환자집단은 윌리엄스 박사를 실망시켰다. 윌리엄스 박사는 이러한 집단에 대한 갑상선 의약품의 효용성을 염려했다. 윌리엄스 박사는 건조 갑상선 치료법을 통해 이러한 환자들의 일부는 그들의 증상이 적어도 부분적으로 개선될 수 있음을 인정했다. 하지만 효과는 흔히 몇 개월 후 감소했고, 복용량을 증가시킴으로써 새로운 효과를 얻을 수 있었다. 이러한 사이클이 수차례 반복되면서 환자와 의사 모두에게 유익할 수 없는 최대 복용량에 도달하면 이 치료법은 중지되었다. 이러한 치료법이 효과가 없는 사람들도 있었지만, 120~180mg의 지속적인 복용을 통해 계속 호전되는 사람들도 있었다. 이러한 갑상선 기능 저하증에 대한 치료법은 지속적인 임상평가가 필요했다. 윌리엄스 박사는 환자들에게 건조 갑상선을 이용하여 시험적 치료를 계속 시행하였다.

흥미롭게도 윌리엄스 박사는 치료 실패의 예로 점점 더 많은 양의 건조 갑상선을 복용한 환자들의 기초대사율을 들었다. 600mg티록신약 800㎍까지 복용하여도 결국 건조 갑상선의 효과가 점차 감소하고 증가하던 기초대사율Basal Metabolic Rate: BMR은 정상으로 돌아왔다. 이는 효과가 감소할 정도로 많은 복용량을 섭취하는 것이 가능한 환자도 있음을 설명해 준다. 이러한 독특한 현상은 임상적인 접근법을 버리고, 의사들이 정확히 어떤 조치를 취해야 할지 알려 주는 검사법을 택하도록 했다. 1973~4년에 발간된 두 기사는 갑상선 치료에 내성이 있는 이러한 특이한 환자들을 어떻게 다루고 설명할지 몰랐던 임상의들로부터 이러한 필수 불가결한 과정이 시작되도록 했다.

# 6

# 어린 시절의 성적 학대 또는 공포심과 갑상선 호르몬 내성

그 당시에 거의 언급되지 않았던 주제 중 하나는 어린 시절의 성적인 혹은 육체적인 학대이다. 그 시절의 임상의들이 환자들에게 12세 이하의 성장기 중에 오랫동안 두려움 혹은 공포심을 갖게 하는 심각한 어린 시절의 어려움을 겪었는지에 대해 묻지 않았던 것은 놀라운 일도 아니다. 나는 환자들이 어린 시절에 학대 혹은 지속적인 두려움을 경험했을 때, 거의 예외 없이 갑상선 호르몬에 적게 혹은 거의 반응하지 않음을 알아냈다. 또한 많은 경우 다른 약에 대해서도, 영문 모를 난해한 반응을 보이는 경우도 있었다.

이러한 사람들은 약학적약물을 다루는으로 일반 사람들과는 다르다. 윌리엄스 박사가 언급했듯이, 어떤 사람들은 많은 양의 갑상선 호르몬 투약에도 효과가 없거나 아주 미미하다. 이러한 혼란스러운 환자 집단은 의사들이 TSH 검사 혹은 다른 관련된 검사를 통해 이러한 환자들을 검사하고 치료하는 방법을 찾게끔 만들었다. 12세 이하 어린이의 갑상선 호르몬이나 다른 약물의 수용체 시스템은 영향을 쉽게 받아 잘 변하는데, 갑상선 호르몬이나 다른 호르몬 민감성에 대한 적응은 두려운 상황을 더 잘 극복하도록 해 준다. 50년간 이러한 부류의 사람들을 연구해 본 결과 수용체의 변화는 영구적이다. 이러한 사람들에 대한 치료는 다시 고려되어야 한다. 성적 혹은 육체적 학대를 당한 사람들은 과거의 공포와 불안감을 잊지 못하는 등의 많은 상담 이력을 가지고 있으며, 반면에 일정 기간 동안 갑상선 치료를 받을 경우 천천히 이러한 회상, 심상, 불안감에 대한 손상된 신경경로가 회복된다.

갑상선은 시간이 지남에 따라 이러한 기억을 완화시키고, 환자들은 과거를 더 잘 받아들일 수 있게 된다. 하지만 단지 이러한 기억이 주위로 밀려나 그들의 얼굴에 나타나지 않을 뿐이지, 치료되거나 사라진 것은 아니다. 갑상선 호르몬 요법을 통해 그들은 상담치료를 더 잘 받을 수 있게 되고, 그들의 인생을 향해 더 나아갈 수 있게 된다. 확실히 증명되진 않았지만 이러한 불행한 사람들에게 과거의 방법보다 더 나은 것은 분명하다. 갑상선 호르몬은 분명히 사람들의 대처능력에 도움을 준다. 건강의 관점에서, 사람의 위기 대처 메커니즘은 치료의 효험을 판단하게 해줄 임상적 수단이다. 학대당한 사람들이 일상생활에 적응할 수 없어서 사회 주위에서 방황하는 것은 절대로 환영받지 못할 일이다. 그중 다수는 지속적으로 자살충동을 느끼고 있다. 적정량의 갑상선 호르몬 처방은 이러한 문제를 완화시킬 수 있도록 한다.

윌리엄스 박사와 그 뒤를 이었던 많은 사람들이 느꼈던 갑상선 요법의 가변성에 대한 혼란은 단지 이러한 성인의 대부분이 어린 시절의 고통과 학대의 피해자들임을 몰랐던 것과 관련이 있다. 오늘날 의료행위는 검사 결과laboratory results에만 의존하여 치료 여부를 결정하기 때문에 갑상선 호르몬으로 경험적 치료를 받아야 하는 많은 환자들이 치료 혜택을 받지 못하고 있고, 이런 사실로 인해서 건강상의 곤란을 겪고 있다. 이러한 문제점들이 거론되어, 다양한 분야 전문가들이 그 현상들을 연구해왔다.

# 7
# 갑상선 호르몬 내성

갑상선 호르몬 내성 증후군은 많은 조직들이 갑상선 호르몬에 대해 내성을 갖게 되는 임상적 상태를 의미한다. 혈액 내 갑상선 호르몬 농도는 정상이고, 정상적인 방법으로 물질대사가 일어나며, 정상적으로 말초 조직을 통과하므로 갑상선 호르몬이 작용하는 세포 내부에서 문제가 발생했을 가능성이 크다. 그러므로 갑상선 호르몬 표출 과정에서 수용체 이상이거나 수용체 후 단계에서의 결함이라는 가설이 가장 타당하다. 학대에 초점을 맞출 경우, 생화학적 생존 전략과 같이 12세 이하의 어린 시절에 학대당한 사람들의 공포반응이 갑상선 호르몬 수용체 시스템의 적응변화를 일으켰다고 볼 수 있다. 대부분의 갑상선 호르몬 내성 환자들이 이러한 경우에 속할 것으로 본다.

1973~1974년의 실험실 진단으로의 변화 이전에, 모든 치료의 목표는 환자가 다시 건강해질 때까지 갑상선 호르몬 복용량을 증가시키는 것이었다. 온당한 범위 내에서, 각각의 환자들의 반응이 복용

량 혹은 실험 결과보다 중요했다. 그러므로 건강해지고, 정상의 기능으로 돌아오는 것이 치료의 목적이었다. 갑상선 암 혹은 갑상선종을 앓고 있는 환자들은 독성에 조금 못 미치는 용량Sub-toxic dose의 갑상선 호르몬을 처방받았다. 이는 투여량을 증가시키다가 환자가 땀이 나거나 가슴이 두근거리는 증상을 보이면 바로 그 아래 용량을 처방하는 것을 의미한다. 갑상선 호르몬은 1973~1974년 발간된 기사 이후로는 사용되지 않았지만, 안전하고 효과적인 치료제다.

갑상선 호르몬이 환자들에게 적용될 수 있는 몇몇의 분야를 보여주는 것이 이 책의 목적이다. 그러나 알다시피 환자들의 행복과 체질적 건강 그리고 대처능력은 각각의 신체에서 갑상선 호르몬의 효과와 직접적인 연관이 있다. 환자의 행복과 체질을 개선하기 위한 방법 중 하나가 갑상선 호르몬 투여이다.

갑상선 호르몬은 역사상 가장 위대한 치료제 중 하나이다. 이는 오늘날 사용되는 의약품보다 훨씬 더 안전하다고 생각된다. 아스피린과 갑상선 호르몬은 모두 지난 세기1800년대에 출시되어 현재까지 사용되고 있다. 아스피린 과다 복용은 처음 개발된 이래로, 정기적으로 수천 명에 달하는 어린이를 사망하게 만들었다. 하지만 갑상선 호르몬의 과다 복용은 임상적으로 중요하게 여겨지지 않았고, 몇몇은 병원에서 허용되었다. 급성 과다 복용으로 인한 사망 보고는 설령 있다 하더라도 극히 드물게 존재한다.

# 8
# 갑상선 호르몬 공포

실험과정을 지원하는 과정에서, 의사들은 그 자신들과 대중에게 갑상선 호르몬의 위험성에 대하여 불안감을 조성하였다. 1973~1974년의 변화 이전에 갑상선 호르몬의 일반적인 복용량은 현재의 3배에 달했고, 심지어 이전 80년간 골절이나 골다공증 등의 부작용은 보고된 적이 없었다. 하지만 두 가지 모두 너무 많은 갑상선 호르몬에 의한 위험성이 있는 것으로 의사들에게 자주 언급된다. 1973년 이전에 사용된 복용량을 복용한 환자는 기분이 나아지고 의욕적으로 변했으며, 그들은 그들의 남은 일생 동안 더 활동적으로 지낼 수 있게 되었다. 이러한 이유만 봤을 때는 골다공증을 줄일 수 있는 요인이 될 것이다. 하지만 티록신 사용 후 골다공증 의심이 유행하기 시작하면서, 건조 갑상선이 골다공증을 예방하는지는 확실하지 않게 되었다.

# 9
# 갑상선 호르몬 작용

갑상선 호르몬이 특정 부위마다 다르게 작용하는 특이성이라는 원리는 매우 중요하다. 어떠한 동물에서 갑상선 호르몬이 어떤 역할을 하지만, 이같은 기능이 다른 동물에서는 재현되지 않는 수많은 예가 존재한다. 다시 말하자면 처음부터 티록신이 세포의 유전자를 조절해 왔기 때문에 서로 다른 종과 조직에 대해 각각 다른 영향을 주는 것은 놀라운 사실이 아닌 것이다.

# 10
# 무증상 갑상선 기능 저하증

무증상 갑상선 기능 저하증은 수많은 논란의 대상이 되어 왔다. 이는 갑상선 자극 호르몬TSH은 증가되어 있지만 갑상선 기능 저하증 증상이 없는 상태로 정의된다. 그러나 만약 이러한 환자들이 앞에 설명된 크라일Crile과 워너Warner와 같은 예전의 임상의들에 의해 제시된 증상들을 보인다면, 적절한 양의 갑상선 호르몬을 처방받을 경우 더 나아지게 된다. 알다시피 만약 갑상선 기능 저하증이 치료되지 않는다면, 관상동맥혈관 병변이 빠르게 진행되는 것이 관상동맥 조영 사진을 통해 측정될 수 있다. 이러한 환자들이 아무 증상이 없는 것처럼 보여도 사실 더 면밀히 진단해 볼 경우, 갑상선 호르몬 요법에 의해 호전될 수 있는 여러 증상들을 밝힐 수 있음을 여러 연구들에서 보여 주었다. 특히 이 증상들은 위약placebo을 복용한 경우 더 나아지지도 심해지지도 않았다.

의사들이 직면하게 되는 몇몇의 곤란한 사실들로, 몇몇 환자들의 갑상선 기능 검사결과와 임상적인 갑상선 상태 간의 불일치성, 갑상선 호르몬 부족 혹은 과다에 의한 다양한 증상과 징후들, 갑상선 호르몬 내성 증후군 등이 있다. 여기 우리들의 논의에서, 이러한 다른 방식의 접근이 필요한 논란이 많은 사실들에 대한 합리적인 설명을 제시했다.

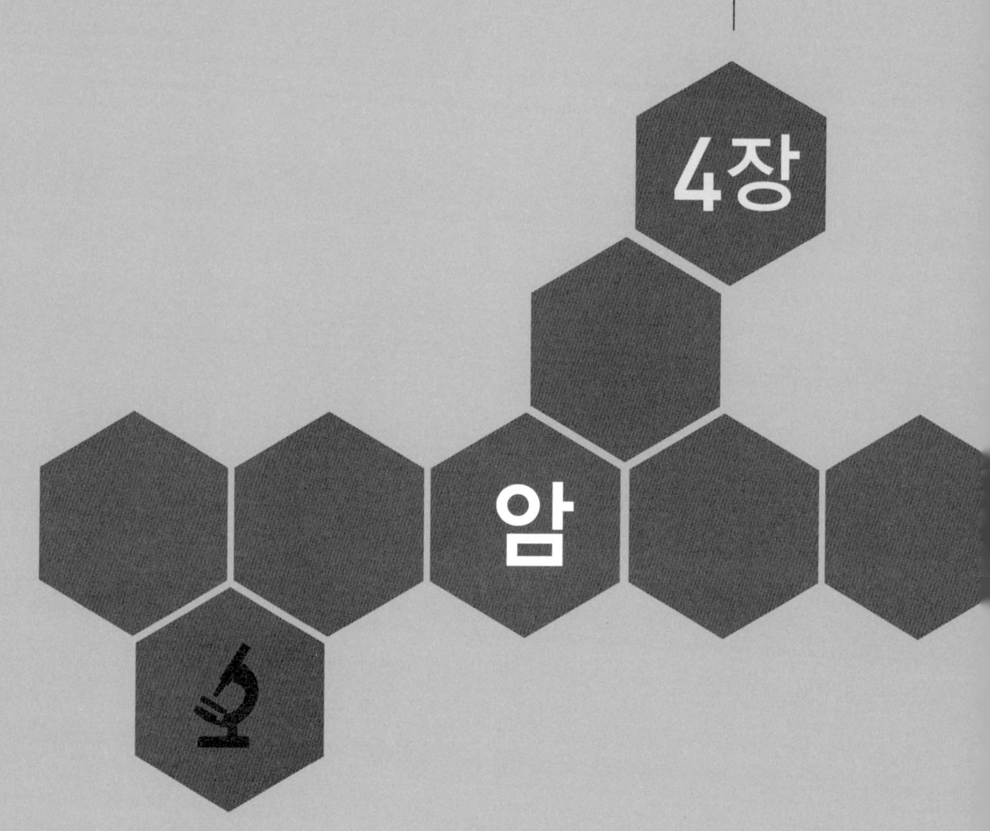
4장
암

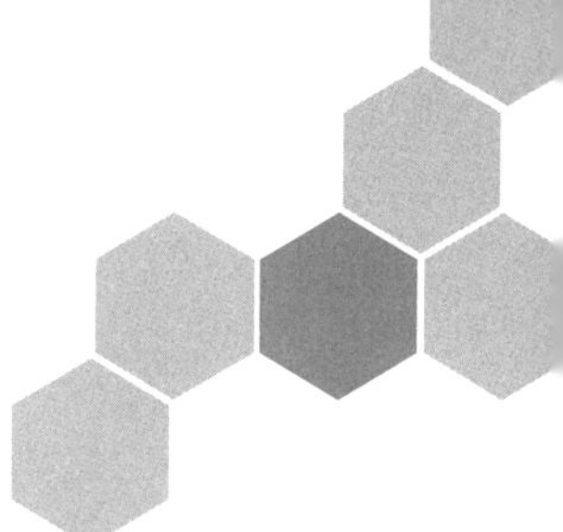

# 1
# 유전자 변이와 암

최근의 연구는 암이 유전자로부터 비롯된다고 제시한다. 예를 들어 유전자 변이는 대장암과 같은 특정한 암 발생 중 여러 단계에서 발견된다. 그러나 이런 접근에 의한 암 진행이 일어나기까지 오랜 세월이 필요하다는 의견이 존재한다. 게놈세포나 생명체의 유전자 총체은 복잡하고 거대하다. 만성질환 중 대부분을 차지하는 암, 관절염 그리고 자가면역질환 등이 DNA 내 몇몇 서열의 단순 결실에 의해 발생한 것이 아니다. 사실 이와는 반대로 섬유낭종성 섬유증Cystic fibrosis 유전자는 새로운 정보들이 밝혀질수록 점점 이해하기 힘들어졌다. DNA 염기사슬에 결실이 한 개만 존재해도 그것을 고치는 것은 매우 어려운 일이다. 게놈을 이해하기 위한 시도는 미래의 환자들에게 도움이 되겠지만, 현재 암을 앓고 있는 환자들에게는 소용이 없다.

암이 일반적으로 유전적 요인에 기인한다는 생각에 많은 사람들은 불안해한다. 마치 암이 전염성이 있다는 것 같지만, 이는 아직까지 사실이라고 밝혀지진 않았다. 유방암과 같은 일부 질병의 결과는 통계적으로 추정이 가능한데, 특히 환자가 BRCA 유전자가족성, 즉 유전성으로 유방암을 일으키는 유전자를 가지고 있는 경우에 그렇다. 그러나 그들이 암에 걸리기 전이나 후, 이들이 갖는 치료 옵션은 썩 좋지 않다. 최근 의학이 발병 원인에 대한 이론을 적립하지 않는다면, 치료법 발견의 희망은 매우 적을 것이다. 누가 암에 걸리고 언제 걸릴지 예측하는 것은 아직 초기의 단계에 불과하다. 환자들에 대한 통계도 거의 무의미하다. 암의 원인이나 진행에 대한 이해가 힘든 상황이다.

# 2
# 암에 대한 생물학적 연구

유전자 서열 판독의 발전이 이루어지는 동안, 많은 연구학자들은 고전 생물학적 접근을 통해 암에 대해 계속 조사했다. 그들은 암의 행동양식, 그리고 암이 어떻게 시작되고 무엇이 그 과정을 가속화하는지와 같은 암의 진행에 관한 연구를 했다. 많은 연구들이 동물과 사람의 암 발병과 진행을 밝혔으며, 암을 유발하는 일련의 과정들을 제시했다. 이는 후대의 우리들에게 어떤 것이, 왜 일어나는지에 대해 이해할 수 있는 기회를 제공했다. 이러한 연구 없이는 암의 원인을 추측해 볼 수조차 없었을 것이다. 암세포로 진행될 수 있는, 비정상 세포의 발달에서 관찰되는 점진적인 변화의 원인은 무엇일까? 이러한 과정의 메커니즘을 감히 추측해 보려는 연구는 거의 이뤄지지 않았지만, 다행히 대부분의 암 체계가 그들의 진행과정에서 거의 유사하다는 희소식이 있다.

# 3
# 암의 복잡성

암의 조직학적 측면에서 복잡성의 대부분은 전암성병변Pre-cancerous lesion이 암으로 변하는 조직의 다양한 세포의 종류와 관련이 있다. 이 세포들은 저마다 변이의 시작 시기와 속도가 다르다. 유방의 일부분 중에서 암은 아니어도, 암 발병 전과 같은 어떠한 비정상성을 띠는 다양한 세포의 종류를 가지고 있다. 몇몇의 세포는 다른 세포에 비해 늦게 암 발생 과정에 들기 때문에, 암이 발생하고 있는 서로 다른 단계의 다양한 종류의 세포가 존재하는 것이다. 이러한 다양한 단계의 세포들은, 현미경으로 관찰된 조직 부위에 모두 뒤섞여 있다. 암 종양이 진행됨에 따라, 그것들은 더 큰 덩어리로 합쳐져 뒤얽힌 하나의 암 병변을 만든다. 단계가 더 진행될수록 종양의 원인을 구별하기가 힘들어진다. 가장 큰 병변은 그 조직 가운데 빨리 성장하는 종양 세포 중 하나로 이루어져 있다. 이런 복잡한 사실 때문에 대부분의 병리학자와 연구원들은 유방암의 원인을 하나로 규정지을 수는 없으며, 하나의 일관된 이론으로 통합하고자 하는 시도 또한 허울에 불가할 뿐이라고 단정하였다. 하지만 누군가 시도하지 않는 이상 어떠한 이론도 나오지 않는다. 20세기 노벨상 수상자 중 한명인 피터 메더워Dr. Peter Medewar는 "가설을 기반으로 하지 않는 과학은 단지 주방 예술에 불가하다"고 말했다. 비록 잘못된 이론학설이라도 과학적 문제에 대한 새로운 아이디어와 접근을 유도한다는 말이다.

이 책은 암의 원인과 그 진행에 대한 내용을 다룬다. 이는 전에 설명했듯이 게놈이 갑상선 호르몬과 요오드에 의해 조절된다는 것 외에는, 유전학과 크게 관련은 없다. 두 가지 종류의 갑상선 호르몬T3과 T4, 역 T3Reverse T3: rT3와 요오드는 암에 대한 감시와 보호의 메커니즘을 구성한다.

# 4
# 암의 자연사

암에 대한 활발하고 집중적인 연구가 있은지 한 세기가 지났지만 우리는 아직 치료의 단계에는 한참 못 미친 곳에 있다. 그 이유는 우리가 아직도 암을 정확히 이해하지 못했기 때문이다.

대부분의 암은 발병하는 데 많은 세월이 걸린다. 임상적으로 발견될 때는 빠른 속도로 자라지만, 임상적으로 심각해지기까지는 수십 년이 걸린다. 전반적인 추정치로는 아마 20~30년 정도 걸리며, 다르게 말하자면 동물이나 인간의 일생의 반이 걸린다고 볼 수 있다.

암이 자라고 발생하는 세월 중 10년 또는 그 이상이 암 발병 전의 상태로 소비된다.

모든 연구학자들은 암 발병 전 단계의 변화가 느리게 나타남을 강조해 왔다. 이러한 사실의 장점은 암 감시에 관련된 어떠한 메커니즘이든 항암 또는 역행과정을 활성화시킬 수 있는 충분한 가능성이 있다는 점이다. 클라크Clarke, 시리카Sirica, 피셔Fischer, 파버Faber, 루빈Rubin, 하겐센Haagensen과 그 외의 많은 연구진들이 옆 페이지의

〈그림10〉

정상세포가 암세포로 바뀔 때 일어나는 변화

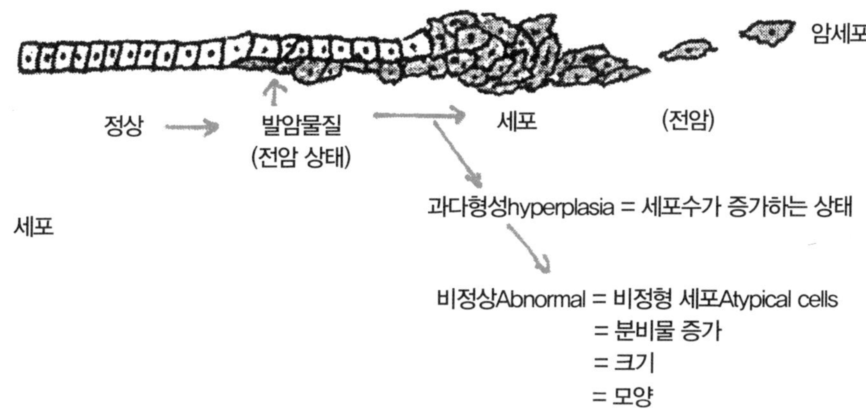


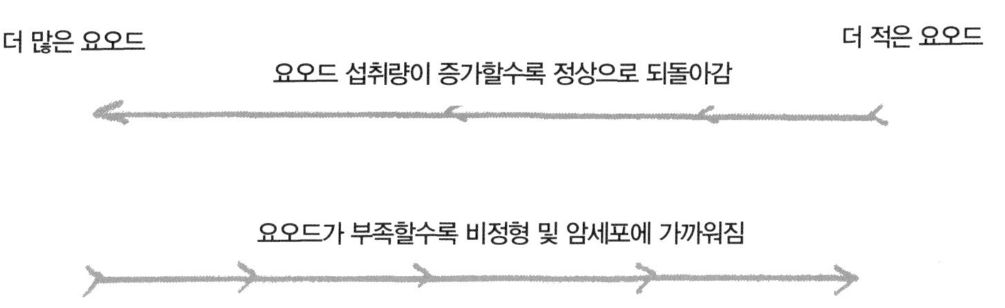

그림처럼 일련의 암 진행 과정을 정의했다. 그 생각은 비교적 단순하지만, 다른 조직에서의 민감성 때문에 많은 편차가 존재한다.

# 5
# 발암성 자극제들

발암물질을 동물 가죽에 염색하면 국소부위와 말초기관에 암이 유발된다. 이 현상에 대해 더 세세하게 분석해 보니 이 현상은 발암 과정과 비슷해 보였다. 우리 주변 환경에는 많은 발암물질이 존재하며, 이들 중 상당수는 태초부터 존재한다. 이들로부터 오랫동안 자극을 받은 세포들은 비정상 세포가 된다. 이러한 발암성 화학물질들이 진화 초기부터 우리 주변 환경에 존재해 왔다면, 이러한 문제점을 해결하기 위한 생물체에 내장된 시스템도 사실 존재할 것으로 보인다.

발암물질에 의한 문제점은 박테리아와 같은 단세포 생물체의 경우 세포 내 화학물질이나 조성의 영향으로부터 벗어나기 위한 다양한 많은 수단을 가지고 있었기 때문에, 그리 심각하지 않았다. 사실 그들은 플라스미드대개 원형이며 정보를 옮길 수 있는 작은 조각의 DNA를 통해 그들의 유전자를 옮길 수 있기 때문에 주변 환경으로부터 유입된 거의 모든 화학물질에 대해 저항할 수 있었다. 단세포 생물의 많은 개체들은 적응하고 번식하기 위해 희생될 수 있었다. 다세포 유핵생물이 나타났을 때, 그들은 플라스미드의 역할을 대신할 다른 시스템을 필요로 했다. 환경의 변화에 적응하기 위해 생물체의 큰 부분을 희생하는 것은 척추동물과 포유동물과 같은 다세포 생물체들에게는 적합하지 않았기 때문이다. 이러한 시스템에서 요오드와 갑상선 호르몬의 전반적인 작용을 더 잘 설명하기 위해 그림의 도움을 받아 이러한 개념을 쉽게 설명하고자 한다.

천천히 암으로 변해 가는 세포를 보여 주는 가상의 조직 그림은 클라크 박사Dr. Clarke의 개념으로부터 차용되었다. 옆 페이지 그림11은 클라크 박사의 논문에 대해 내가 해석한 것이다.

첫 번째 그림에서 나는 암 발생 문제에 중요한 역할을 하는 것들로 구성된 가상의 유닛 혹은 구역의 시스템을 그렸다. 엄밀히 말해서 완전히 같은 것은 아니지만 이 시스템은 다른 시스템보다 유방암을 정확히 묘사하고 있다. 나는 이 개념을 복잡하게만 할 뿐 이해하는 데 도움이 되지 않는 몇 가지의 특징들은 그림에서 의도적으로 제외시켰다.

실질Parenchyma이란 그 기관의 조직이다. 유방에서 실질은 유방 선관이고, 간에는 간세포가 존재한다. 그 조직 주변에는 결합조직 성분들과 결합조직에서 가장 중요한 세포인 섬유아세포가 존재한다. 많은 화학적 생물학적 활성 물질들이 결합조직으로 분비된다. 이들 중 몇몇은 한 기관 내에서 상호소통 시스템을 담당한다. 결합조직 외부에는 기저막이 존재한다.

〈그림11〉

클라크 박사의 개념으로 단순화한
가상의 구역(유닛) 조직도

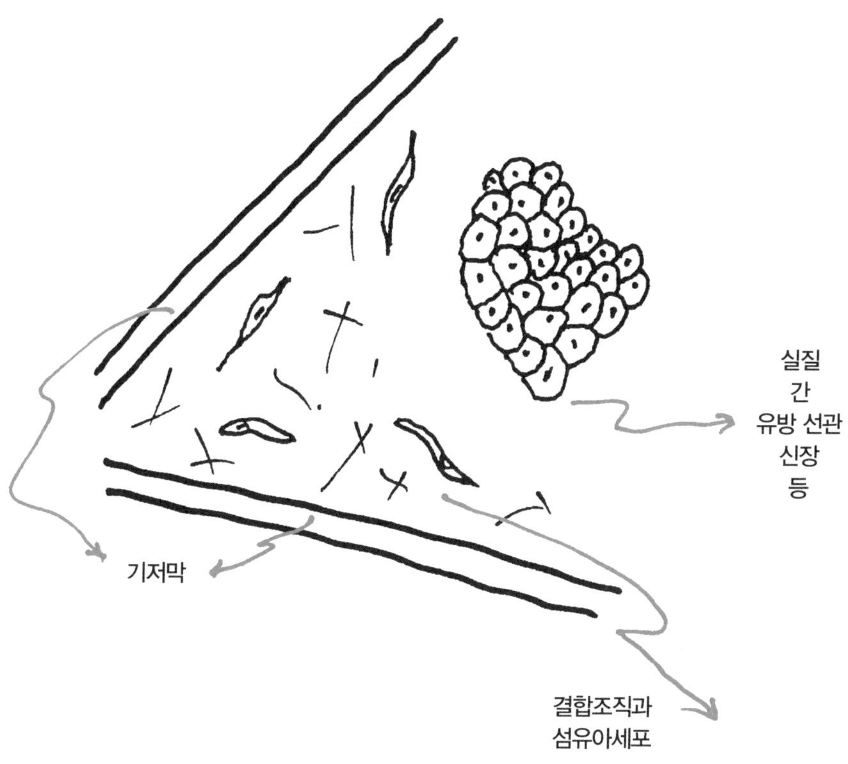

한 기관 내의 다른 부분 간의 소통과 상호작용은 대부분 주변 세포 혹은 조금 떨어진 세포에 신호를 주는 근접 작용 물질에 의해 이루어진다. 유닛unit의 전반적인 조화에는 기저막이 중요한 역할을 하는 것으로 보인다. 기관 내 세포들을 확실히 관리하기 위해, 이러한 기관 내의 신경, 혈관, 림프관, 호르몬과 같은 조직인자들을 따라 기관 내 세포끼리의 정교하고 지속적인 상호작용이 존재한다. 클라크 박사는 기관 내 세포 간의 소통체계 혹은 상호작용이 망가질 경우, 이러한 혼란이 종양 형성 혹은 비정상적 세포 성장을 야기한다고 말했다.

이는 암세포의 원인에 대한 일반적인 견해와 다른 개념이다. 우리의 암에 대한 일반적인 견해는 일반세포에서 암세포로 세포의 특성이 변하고, 주변 조직을 공격하는 것으로 보았다. 반면에 클라크 박사는 개체 주변 환경의 변화가 세포의 비정상성과 종양 형성으로의 변화를 야기한다고 말한다. 결합조직의 완전한 상태가 암 형성과 전이에 대한 방어막 역할을 한다고 볼 수 있다.

# 6
# 클라크 박사의 발단 과정

먼저 우리는 대부분의 암세포의 근원인 조직실질Parenchyma에 관심을 가져야 한다. 클라크 박사는 하버드 의과대학Harvard Medical School에 있는 동안 환자 2,534명 피부의 모든 부분을 촬영하는 25년간의 프로젝트를 시작했다. 피부 병리학자였던 그는 피부의 변화를 세심히 관찰하고, 그 후 조직검사를 해서 그 변화와 조직학적 변화의 연관성을 찾을 수 있었다. 모든 환자에 대해 25년간 이러한 방법으로 프로젝트를 수행했다. 그는 자궁경부암이나 대장암, 유방암과 같은 다른 암 체계에도 적용 가능한 특정한 암 발생의 단계가 존재한다는 결론을 내렸다. 피부에서 그가 발견한 많은 것은 다른 체계에서의 암 발생과 비슷했다.

# 7
## 암 발생의 첫 번째 단계

암 발생의 첫 번째 단계로서, 화학적 혹은 전신적인 어떠한 유발 메커니즘에 의한 전구前驅 암 발생 전 상태상태가 존재한다. 많은 암 유발 화학물질은 지구의 태초부터 우리 주변 환경에 존재해 왔다. 이는 척추동물이 비정상성이나 발암물질, 혹은 둘 다에 대한 방어 시스템을 가져야 함을 의미한다. 그러나 자극제나 이상한 형태의 비활성 플라스틱 등과 같은 많은 종류의 화학물질들이 암을 유발할 수 있으므로, 외부 단백질에 대한 면역 시스템처럼 각각의 발암물질에 대한 메커니즘이 존재할 수는 없을 것이다. 암 유발물질의 다양함과 많은 종류의 암 시스템의 전반적인 발생과정이 동일하기 때문에, 세포들이 비정상적 과정에 있을 때 제거하기가 더 쉬울 수 있다. 만약 비정상 세포를 제거하는 메커니즘이 암 유발물질을 중화시킴으로써 박테리아의 플라스미드와 같은 역할을 한다면, 이 또한 유용할 것으로 보인다.

전암 상태의 과정에서, 비정상 세포로의 변화의 조짐이 보이는 세포의 수는 매우 다양하며 그리고 암 유발물질의 강하고 잦은 노출과 연관되어 있을 수 있다. 어떤 경우에는 조직 전반에 흩어져 있는 단일 세포들이 전부일 수도 있을 것으로 판단된다. 다른 경우에는 전암 상태의 병변이 이미 맨눈으로도 보일 정도의 크기로 진행돼 있을 수 있다. 이러한 큰 뚜렷한 병변은 일반적으로 비정상적인 세포들의 집합체로 이루어져 있다. 이러한 세포 중 거의 대부분이 죽거나, 비정상성이 미리 정해진 형태의 성장과정으로 복구되어 정상 세포로 다시 돌아가는 것이 전암 상태의 특징이다.

클라크 박사는 이 단계에서는 결코 암의 실제 조짐이 발달하지 않고, 단지 비정상 세포들의 작은 집단들로 존재하며 그리고 이 단계의 거의 모든 비정상 세포들이 사라지거나 정해진 분화과정을 겪게 된다고 강조했다. 드물게, 많은 시간이 지난 후에도 사라지지 않고 암으로 발달하는 세포가 있다. 전암 상태의 가장 중요한 특징 중 하나는 이러한 전암 상태에서 암으로 발전하는 경우는 매우 드물긴 하지만 전암 상태가 암이 발달할 위험이 있는 전체 기관을 드러낸다는 점이다. 전암 상태의 원인은 매우 많기 때문에, 방어 시스템이 직접적으로 서로 다른 원인들에 모두 대처할 수는 없겠지만 거의 일정한 조직반응에는 대처할 수 있을 것이다.

〈그림12〉

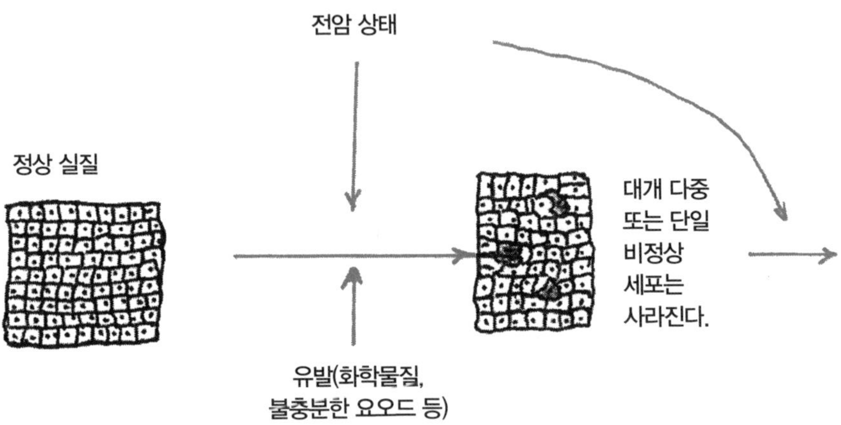
클라크 박사의 묘사를 해석하여 그린
암의 진행도
전암 상태
정상 실질
대개 다중
또는 단일
비정상
세포는
사라진다.
유발(화학물질,
불충분한 요오드 등)

〈그림13〉

정상 세포의 암으로의 진행도(클라크 박사)

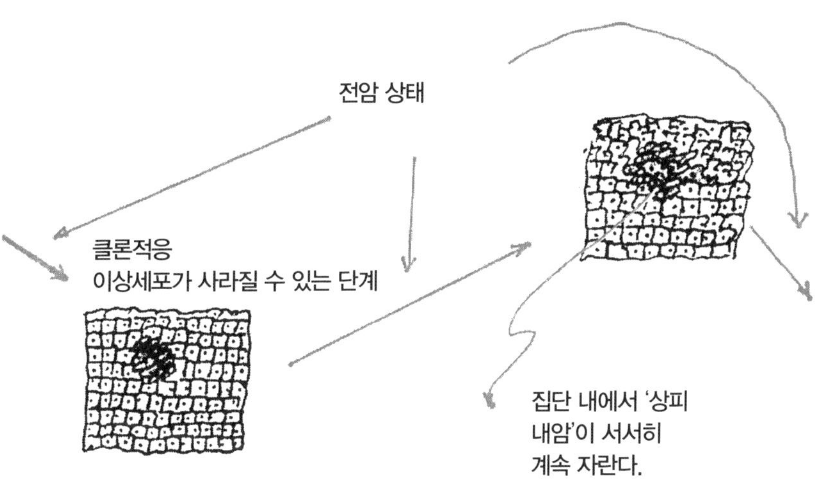

〈그림14〉

정상 세포의 암으로의 진행도(클라크 박사)

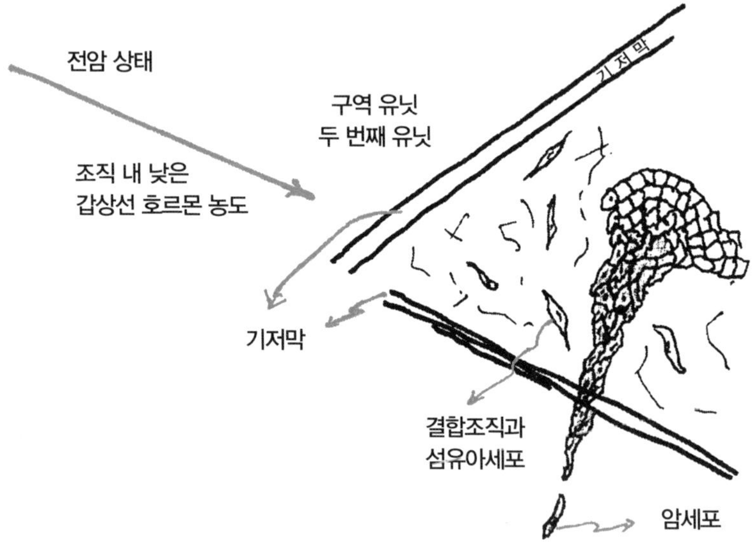

# 8
## 두 번째 단계: 상피내암종

그가 설명한 다음 단계는 이전의 전암 상태가 계속되지만, 몇몇의 혹은 하나의 병변이 다시 원래 상태로 돌아가는 대신에 한 덩어리의 특별한 집단이 되는 단계이다. 이런 작은 집단의 세포들은 거의 동일하다. 이는 항상 하나의 구획이나 기관 내에서 나타난다. 이러한 상태는 한 곳에만 국한된 암을 의미하는 상피내암종Carcinoma in situ으로 알려져 있다. 이러한 형태의 병변은 유사 분열에 의해 발생한 매우 비슷한 외형의 세포들로 이루어져 있다. 기저막이 구획을 둘러싸고 있기 때문에, 내암종이 이 막을 넘어갈 수 없고 하나의 기관 내에 머무르게 된다. 그러므로 다른 구획으로의 세포 성장은 일어나지 않는다. 이 단계의 새로운 특징은 성장이 느리지만, 지속적으로 일어난다는 점이다. 일부는 정상상태로 회귀하여, 흉터로 남거나 정상 세포로 분화하지만 대부분은 느리게 계속 성장한다.

# 9
# 암 단계

다음 단계는 암이다. 이는 구획 외부에도 암세포가 성장하는 것을 의미한다. 기저막이 대부분의 구획을 분리하므로, 암은 기저막을 뚫고 다른 기관으로 이동한다. 하나 이상의 구획에서 암세포가 성장하고, 이 상태가 바로 암으로 정의된다. 하나 이상의 구획 혹은 기관에서 성장하는 상태가 암인 것이다. 암세포는 이전의 상피내암종에서 발생하고, 더욱 증식하여 주변의 결합조직을 통해 확산되는 악성상태가 된다.

# 10
## 암 전이와 연결조직

암세포가 하나 이상의 구획 혹은 기관에 접근할 수 있으므로, 그들은 이제 혈관이나 림프관을 통해 떨어진 다른 곳으로 전이될 수도 있게 된다. 이 상태를 전이성 질환이라 부른다. 그런데 떨어진 다른 곳에서 시작된 모든 전이성 병변은 항상 숙주조직의 결합조직에서 발생한다는 사실을 깨닫는 것이 매우 중요하다. 만약 하나의 세포가 혈관을 따라 이동하여 특정한 기관에 이르렀을 때, 그 기관의 결합조직에 도착하지 않는 이상 그 세포는 성장하지 못할 것이다. 이는 유방암의 국소 재발의 일부 경우를 설명해 준다. 그 세포들은 온몸으로 이동하지만, 결국 가장 익숙하고 공존 가능한 결합조직 환경인 유방에 도착한다.

국소 재발이 이러한 과정으로 시작되기 때문에 더 불길하게 보인다. 이는 일부 세포가 혈액이나 림프관으로 유입되었고 그래서 혈액에 접근 가능해졌을 수도 있으며 그리고 유방 조직에 다시 재이식되었을 수도 있음을 암시한다. 결합조직이 전이성 병변이 시작될 수 있는 유일한 부분이므로, 이만큼 일반 질병과 전이성 질병에서 주 방어 수단으로써 결합조직의 중요성이 강조된다.

# 11
# 전암 상태 유발 요인

첫 번째 부분에서 언급된 개념에 따르면, 유방암 전암 상태는 비교적 적은 요오드 섭취에 기인한다. 즉 갑상선을 포화시킬 수 있는 양보다 적은 일일 요오드 섭취량을 말한다. 아메리카와 유럽 대륙 음식의 요오드 함유량은 갑상선을 포화시키기 위한 식이섭취 요구량에 크게 못 미친다. 일반적인 북미 음식을 섭취 시, 음식 내의 대부분의 요오드가 아직 포화되지 않은 갑상선에 의해 흡수된다. 만약 갑상선이 포화되어 있다면, 거의 대부분의 식이섭취 요오드가 세포외액으로 흐르고, 결국 어떤 비정상이나 비정형 세포의 죽음을 촉발하는 데 쓰일 것이다. 유방의 섬유낭종성 질환에 대한 이런 세부 작용은 유방암의 영역에서 설명될 것이지만, 포화 수준 이상의 요오드 섭취를 통해 섬유낭종성 질환을 동물과 인간 모두에게서 저지하고 사라지게 할 수 있다고 충분히 말할 만하다.

# 12
## 암 예방에서 요오드의 역할

적절한 요오드 섭취는 발암물질을 중화시키고, 비정상 세포를 제거하고 암을 유발할 수 있는 바이러스를 죽이고, 다른 미생물들로 인한 독소를 중화시킨다. 이는 플라스미드의 많은 역할들과 비슷하다. 혈액 내 적절한 양의 요오드는 이러한 심각한 결과들을 예방할 수 있다. 혈액 내의 요오드는 위Stomach 속에서 하듯이 독소들과 알레르기를 유발하는 외부 단백질들을 중화시킨다. 일본에서 북부 아메리카로 이주해 온 여성들의 유방암에 대한 대부분의 연구는 그들이 미국사람들과 같은 암 발병률을 보이려면 2~3세대가 걸린다는 사실을 밝혔다. 여러 세대에 걸쳐 유방 섬유낭종성 질환 발병률은 점점 증가했을 것이고, 결국 유방암 발병률은 북아메리카에서 현저히 높아졌다. 이는 이주민 자손들의 요오드 식이섭취량이 급격히 감소하는 것과 관련이 있을 것으로 보인다.

# 13
## 두 개의 발생 단계를 갖는 암

암은 두 개의 발생단계를 갖는다. 이런 의견은 완전히 새로운 의견은 아니다. 샘슨 박사Dr. Sampson는 일본인과 미네소타 사람의 갑상선 잠재암상피내암종의 비교연구를 통해 이를 암시했다. 그는 암이 두 개의 단계로 분리될 수 있음을 알았다. 클라크 박사의 자료로부터, 우리는 암 발생단계를 초기 병변부터 요오드 부족에 의한 내암종 발달 단계까지와 결합조직을 통한 암세포 전이와 전이성 암 단계로 나눌 수 있으며, 이는 조직의 낮은 갑상선 호르몬 농도와 관련이 있다. 모든 결합조직의 방어 작용이 너무 강하기 때문에 암세포는 결합조직 내에서 이동할 수 없으며 같은 구획 안에 머무르다가 마치 여성 노인의 부검에서 검사한 유방에서 보이듯이 수명을 다하여 죽을 것이다.

# 14
# 암 전이를 막는 결합조직

1888년 점액수종에 대한 위원회의 보고서를 통해, 심한 갑상선 기능 저하증의 전형적인 특징 중 하나로 체내 모든 결합조직에 점액성 다당류Mucopolysaccarides라 불리는 뮤신이 축적되는 현상이 알려졌다. 이러한 연결 부위는 피부와 심장, 간, 성대, 그리고 그 외의 여러 가지 부위를 포함한다. 결합조직에 대한 연구는 갑상선 호르몬의 작용이 첫 번째, 두 번째 파트에서 언급된 개념을 통해 예상할 수 있는 바와 같은 전체적인 결합조직 체계를 관리하는 역할을 한다고 밝혔다. 그러므로 만약 조직 내 갑상선 호르몬 농도가 낮다면, 클라크 박사의 모델에서의 마지막 전암 병변단계인 상피내암종이 더 일찍 전이될 것이다. 그러므로 유방암 전이는 결합조직 내의 갑상선 호르몬 농도가 낮을 때 발생한다고 볼 수 있다.

그렇다면 의문점은 "요오드와 갑상선 호르몬이 암 발생을 조절한다는 이 두 가지 측면에 대한 의견을 확실히 뒷받침할 만한 근거가 존재하는가?"일 것이다. 갑상선 호르몬이 결합조직을 전반적으로 조절한다는 사실은 많은 연구에 의해 입증되었다. 결합조직은 응집력과 내구성 그리고 일정한 형태를 주변 기관에 부여할 뿐만 아니라 강할 때는 보호막의 역할을 하고, 약할 때는 암을 전이하는 통로의 역할을 한다. 결합조직에 관한 모든 논문을 통해, 갑상선 호르몬이 결합조직을 조절하는 허용작용을 갖는 호르몬임을 알 수 있다. 앞에서 언급된 우리의 논지로부터 이는 갑상선 호르몬이 수행할 수 있는 타당한 역할이라 볼 수 있다. 50년 전, 해드필드Hadfield 교수가 "우리가 오랫동안 그것의 생장 구조나 전이에 대해 밝히고 싶어 했을 뿐, 그것이 자라는 곳에 대해서는 까맣게 잊고 있었다는 것이 나의 확고한 믿음이다"라고 말했던 것은 매우 흥미로운 사실이 아닐 수 없다.

갑상선 기능 관련 질환 중 가장 일찍 발견된 질환 중 하나인 점액수종을 포함해서 결합조직에 나타나는 갑상선 질환이 여러 개 있다. 신체의 국소 부위에 유난히 낮은 갑상선 호르몬 수치가 나타날 수 있다는 것은 제대로 인식되고 있지 않은 사실이다. 예를 들면 다리의 앞부분이 붓는 전경골 피부병증pretibial dermopathy은 특정한 갑상선 질병에서 볼 수 있는데 이것은 신체의 국소 부위에 국한해서 그 조직의 갑상선 호르몬 수치가 낮다는 것을 의미한다. 이런 조직에서 T3를 주사해서 호전시키는 세부적인 연구에 따르면, 알려지지 않은 이유환경독소, 환경호르몬 등로 갑상선 호르몬이 국소적으로 무반응하는 경우가 있다는 것을 알 수 있다. 게다가 1930년대의 연구는 갑상선 요법이 수술 절개 후 생기는 켈로이드를 방지하는데 쓰일 수 있다는 것을 밝혀냈다. 이런 결과 역시 갑상선 호르몬에 대한 국소적인 무반응이나 국소적인 조직에서 갑상선 호르몬의 낮은 수치가 존재한다는 것을 시사한다. 그런 자리에 켈로이드가 발생하는 것이다. 그 당시에 일본 외과의사들은 일본 내에서 켈로이드 형성이라는 것이 존재하는지도 모르고 있었다는 것은 널리 알려져 있다. (일본은 요오드 섭취량이 높은 국가라서 켈로이드가 적게 생겼다는 의미이다. 요오드가 충분하면 켈로이드가 잘 생기지 않는다.) 정상적인 사람의 경우에서도 국소적인 갑상선 호르몬 저하가 존재할 수 있고 다행히도 이는 갑상선 호르몬T3을 경구 투여함으로써 치료 가능하다.

# 15
## 샘슨의 연구: 일본인들의 갑상선 속 상피내암종

샘슨 박사의 연구를 살펴보면, 그는 개인적으로 정상인 일본인과 미네소타 사람의 갑상선에 대한 동등한 병리학적 연구를 수행했다. 샘슨은 일본인 중 34%가 상피내암종을 가지고 있다는 사실에 놀랐다. 이 일본인 환자들은 아무도 원자폭탄 폭발에 연관되거나 그 근처에 있지 않았다. 샘슨은 돌아가 다시 확인했으며, 그가 정리할 수 있도록 조건과 오점을 표준화하여 사용했다. 메이오클리닉Mayo Clinic 근처 자치주로 다시 돌아가 같은 방법으로 갑상선을 조사했다. 그는 다시 미네소타 사람의 갑상선 내암종 발병률이 4% 이하임을 알아냈다. 샘슨을 괴롭혔던 사실은 바로 일본이 전 세계적으로 갑상선암에 의한 사망률이 가장 낮다는 점이었다. 사실 미네소타 사람의 임상적 암 발병률이 더 높았다. 암 발병이 두 단계로 이루어져 있지 않다면, 이는 전혀 이치에 맞지 않았을 것이다. 그는 암 발병에 두 개의 분리된 단계가 존재할 것이라 생각했다. 위에 드러난 증거로부터, 첫 번째 단계는 상피내암종 발생까지이고 두 번째 단계는 이

다음 과정임을 알 수 있다. 명백하게도 첫 번째 단계는 일본인의 갑상선에 영향을 주었지만, 두 번째 갑상선 호르몬 단계는 영향을 주지 못했다.

일본인의 요오드 섭취량은 전 세계 어느 나라보다 높다. 평균 섭취량은 8~10mg 정도로, 갑상선 포화 정도인 2~3mg보다 훨씬 높다. 이러한 사실은 일본인들이 그들의 몸에 많은 초과 요오드가 존재하며, 소변으로 배출됨을 의미한다. 사실 일본인의 요오드 소변 배출량은 전 세계에서 가장 높다. 앞에서 언급된 개념들을 통해 이 사실을 어떻게 설명할 수 있을까? 만약 일본인에게 혈액 내 높은 농도의 요오드가 있었다면, 이 책의 주 논지에서 설명한 것처럼 왜 이 요오드 분자들이 모든 갑상선 내암종을 제거할 수 없었을까?

# 16
# 요오드와 염분소금의 운반 시스템

세포막을 가로질러 세포 내로 요오드를 운반하는 시스템은 진화하는 동안 잘 보존되어 온 듯하며, 그리고 이 시스템은 원래 해조류에서의 메커니즘과 관련이 있다. 갑상선으로의 요오드 운반 시스템은 해조류 메커니즘의 수정된 버전이라 볼 수 있다. 갑상선의 요오드 흡수는 많은 물질들에 의해 차단된다. 중요한 화학물질의 한 예로 질산염이 있다. 비료와 심지어 마시는 물, 사료, 야채 그리고 야채 주스 등에서 많이 발견되는 성분인 질산염은 방부제에도 많이 사용된다. 일본인들의 식습관에서, 질산염의 주 공급처는 방부제라고 볼 수 있다.

갑상선 세포의 요오드화물 운반 시스템은 나트륨 요오드 공수송체sodium iodide symporter: NIS에 의해 이루어진다. 이 공수송체는 나트륨이온과 요오드이온을 갑상선 세포의 원형질 막 너머 같은 방향으로 운반한다. 수유관이나 위, 귀밑샘 등에서도 같은 시스템이 요오드화물을 운반한다. 질산염과 염분소금은 위암의 원인으로 지목

되어 왔다. 이 요오드화물 운반 시스템에서 어떻게 질산염이 요오드 흡수를 차단하고 나트륨이 이 시스템을 포화시키는가의 원리를 알 수 있다. 둘은 모두 위에서 요오드 분비나 갑상선 조직으로의 요오드 섭취 저해제로 작용하며, 위암과 관련이 있을 것으로 보인다.

# 17
# 질산염과 위암의 연관성

잠시 동안 일본인들의 갑상선 상피내암종 문제에서 벗어나, 질산염과 위암의 연관성에 대해 이야기해 보자. 위로 요오드를 운반하는 시스템은 침샘이나 유방, 전립선과 같다. 만약 질산염에 의해 위로 요오드 운반이 차단될 경우, 위 내강에서 요오드의 상대적인 결핍이 초래된다. 이는 최소한 두 가지 사실을 의미한다. 그중 하나는 헬리코박터 파일로리균이 쉽게 박멸되지 않게 된다는 것이며, 또한 요오드가 위 세포의 세포자연사Apoptosis 순환을 유도하지 못하게 되는 점이다. 그렇다면 위의 이상성 암의 두 번째 단계에는 어떤 영향을 미칠까?

위 내강에는 결합조직이나 암 종양으로 발달할 수 있는 과증식 혹은 이형성 세포에 대한 방어를 유도할 갑상선 호르몬이 존재하지 않는다. 위 내강에는 암 생장을 막기 위한 갑상선 호르몬에 의해 유지되는 결합조직이 존재하지 않기 때문에 요오드의 역할이 더욱 중요하다.

일본인의 질산염 소비량은 세계에서 제일 높으며, 위암 발병률도 가장 높다. 많은 연구들이 이 둘의 상호관계를 입증해 왔다.

# 18
## 위암에 대한 학설의 최근 동향

위암에 대해 제기되는 일반적인 학설은 질산염에 의한 위암 발병은, 질산염이 니트로사민Nitrosamine이라 불리는 발암물질로 전환되는 것과 관련이 있다는 설이다. 하지만 니트로사민의 형성이 의미 있을 정도로 실제로 발생하는지에 대해 확실히 검증하기란 어렵다. 그래서 질산염과 위암의 관계에 관한 학설은 수차례 변화해 왔다. 질산염이 많이 포함된 토양을 가진 칠레에서의 연구도 같은 질산염과 위암의 연관성을 보여 준다. 또한 칠레의 위암 발병률 역시 일본과 거의 비슷하며, 두 국가 모두 그들의 문제점이 질산염과 관련이 있음을 보이는 학회도 가지고 있다. 음식 내 니트로사민의 농도는 일반적으로 낮지만, 여전히 그 존재가 인류에게 큰 위험인 것으로 여겨지고 있다.

# 19
# 샘슨 박사의 발견

다시 샘슨 박사와 정상인 일본인들의 갑상선 상피내암종의 문제로 돌아가 보자. 앞선 언급을 고려해 볼 때, 성인 일본인의 갑상선에서의 요오드 흡수가 음식을 통해 섭취된 질산염에 의해 저해되었을 것이라고 생각해 볼 수 있다. 동시에 대부분의 일본인은 어른이 될 때까지 보존식품을 섭취하지 않는 식습관을 가진다. 그러므로 그들의 갑상선 대부분이 어른이 될 때까지 최고의 효율로 작동한다. 어른이 되어 섭취하는 질산염은 단지 갑상선의 몇몇 세포에만 선택적으로 영향을 미칠 수도 있으며, 그리하여 세포 내 요오드 부족을 초래할 수도 있다. 또한 질산염은 세포사멸 유발 메커니즘을 차단하는 것도 가능하다. 이들 모두 세포의 비정상 발달을 초래한다.

그렇기 때문에 요오드 운반 시스템을 가진 조직에서 잠재암이나 상피내암종이 많이 발생할 것이라 예상해 볼 수 있다. 일본 여성의 유방 상피내암종 발병률은 높지만, 암 발병률은 낮다. 또한 마찬가지로 전립선의 경우도 상피내암종 발병률은 높지만 암발병률의 경우에 유방암과 마찬가지로 전 세계에서 가장 낮은 편이다. 이러한 현상에 대한 이유는 질산염 섭취에도 불구하고 기능성 좋은 갑상선을 계속 가지고 있기 때문이라고 볼 수 있다. 이는 결합조직의 완전성과 방어력을 유지시키고, 상피내암종이 어떠한 형태로든 복제되어 전이되는 것을 막는다. 그러나 질산염이 세포막 사이의 요오드 수송을 차단하기 때문에, 국부적인 세포 내 요오드 결핍으로 인해 잠재암이나 상피내암종이 발생할 수 있다.

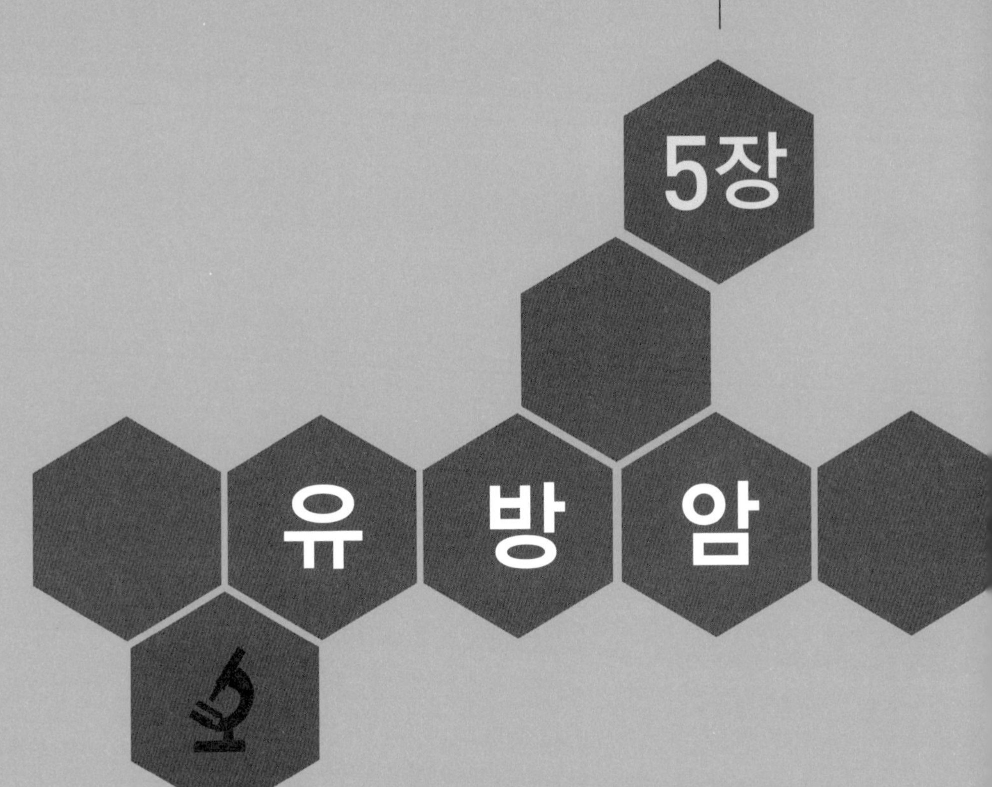

# 5장 유방암

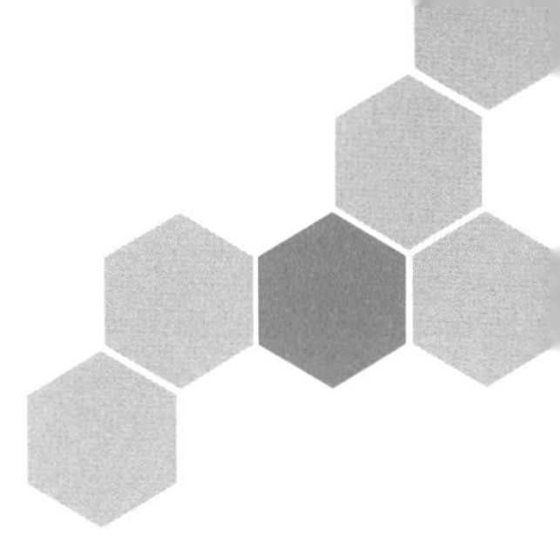

오늘날까지 우리는 유방암의 원인이 무엇인지 추측할 수 없었다. 유방은 자궁내막과 남성의 전립선과 함께 가장 호르몬 의존적인 기관 중 하나다. 모유수유는 인간의 뇌에 특히 필요한 최대의 생장과 발달을 위한 영양공급을 함으로써, 포유류에게 이로움을 주었다.

# 1
# 유방의 일반적인 변화

월경주기 동안, 유방 구조의 뚜렷하고 미세한 변화가 일어난다. 세포수가 증가하고 몇몇 세포는 확장되며, 그 외 세포에서는 분비기능의 변화가 일어나게 되는데, 이는 모두 임신 가능성에 대한 준비과정이다. 임신기간 동안, 혈액 내 호르몬 농도의 증가로 인해 여러 신체적 변화가 일어난다. 월경주기의 마지막에 많은 세포의 자연사를 통해 세포변화는 원래의 상태로 돌아와야 한다.

하지만 불행하게도 많은 여성에게서 이 과정이 불완전하게 일어난다. 그 결과 매 월경주기마다 죽지 않은 세포층이 유방에 서서히 쌓이게 된다. 이러한 축적으로 형성된 덩어리는 유방의 섬유낭종성 질환을 야기한다.

섬유낭종성 질환은 결절, 낭종 또는 통증을 유발하는 상처 등의 모든 개념을 포괄한다. 섬유낭종성 질환이라는 이름은 임상적으로 가장 유용하기 때문에 사용되었다. 환자는 그녀의 유방혹이 실은 양성이라는 설명을 떠올릴 수 있다. 그러므로 실제 이 이름의 임상적 유용성은 환자와의 대화에서 유방암이 공포의 대상인 현재 시대에서 매우 중요하다고 볼 수 있다. 어떤 의사들은 이 변화가 유방암으로 발전하지는 않을 거라는 생각에 가볍게 여기기도 한다. 오늘날에는 요오드 섭취량을 늘림으로써 섬유낭종성 질환을 없앨 수 있는 방법이 있으므로, 일본인들의 발병률 정도까지 유방암 발병률을 줄일 수 있게 되었다.

많은 유방혹이나 압통의 위치는 월경주기마다 바뀐다. 그러므로 조직검사도 심지어 한 달 후에조차도 같은 결과를 반드시 보여 주지 않는 경우도 있다. 한편으로는 어떤 섬유낭종성 질환은 영구적으로 유지되는 것처럼 보이는데, 이는 자극성 있는 낭역Cyst fluid이 주변에 고이기 때문이다. 섬유낭종성 질환의 이질성heterogeneity은 여러 종류의 세포가 호르몬에 서로 다른 반응을 보이기 때문에 발생한다. 예를 들어 어떤 세포들은 세포의 크기가 커졌다가 줄어들면서 원래 상태로 돌아온다. 다른 세포들은 세포 내에 분비 소기관이 세포를 원래 상태로 돌아오게 한다. 하지만 세포수가 증가하는 경우 그 기관이 정상상태로 돌아오기 위해서는, 세포예정사와 세포사멸Apoptosis이 반드시 일어나야 한다.

클라크 박사의 유방의 전암상태 유발인자는 겐트 박사Dr. Ghent에 의해 정의된 바에 의하면 요오드 결핍이다. 낭포성 질환의 이질성은 낭포성 질환과 암의 연관성을 알아내기 힘들게 만들었다. 전암상태는 어떠한 기관이 암에 걸릴 위험이 큰 상태라고 한 클라크 박사의

〈그림15〉

## 유방암의 이상성Biphasic nature
## 정상 유방 선관Ducts으로부터 침윤성 암으로의 진행

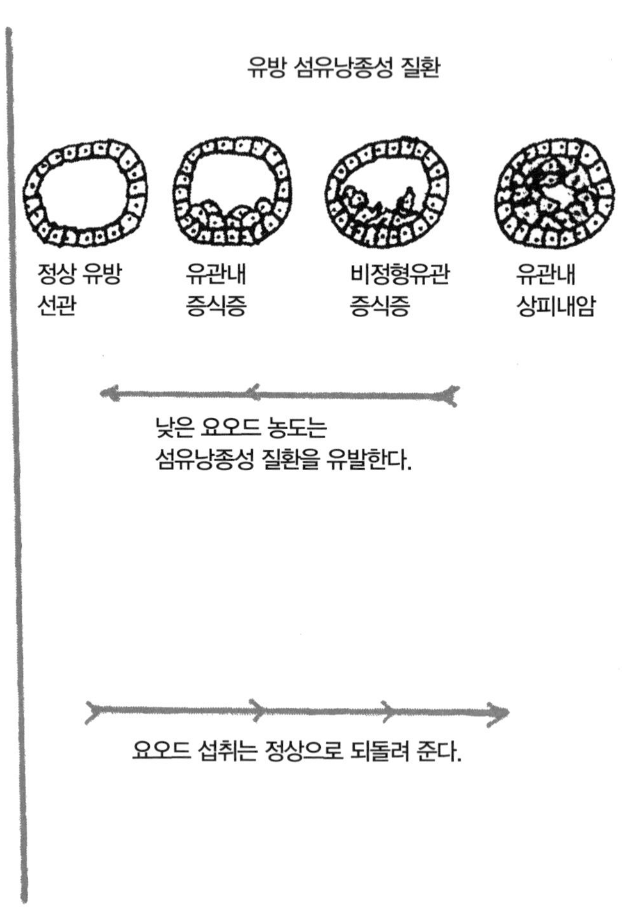


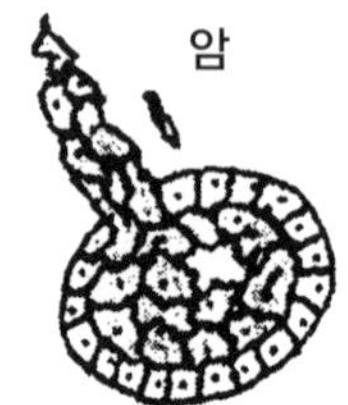


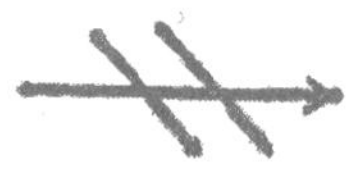

말처럼, 병리학자들도 섬유낭종성 질환이 실제 암이 될 가능성이 있음에 동의했다. 현미경을 통해 확인 가능한 특징을 통해 세포들이 증식성인지 비증식성인지를 기반으로 섬유낭종성 질환이 암으로 발전할 수 있는지를 알 수 있다.

그러므로 당신 앞에 앉아 있는 임상적으로 비정상적인 유방을 가지고 있는 여성은 조직검사를 받지 않는 이상 안심할 수 없다. 실제로 북아메리카와 유럽 여성의 55%가 뚜렷하게 임상적으로 진단 가능한 섬유낭종성 질환을 가지고 있으며, 그 외의 40%는 임상적으로 진단이 불가능하고 현미경을 통해서만 확인 가능한 섬유낭종성 질환을 가지고 있다. 이러한 경우는 조직검사 없이 어떠한 환자를 위한 대처가 힘들다고 볼 수 있다.

또한 섬유낭종성 질환의 가변성은 유발인자 혹은 호르몬에 노출된 시간에 따라 달라진다. 만약 조직검사를 통해 양성 섬유낭종성 질환임을 확인하였다면, 암 병변이나 다른 종류의 섬유낭종성 병변이 다른 유방이나 유방 내 다른 부위에 없다고 볼 수 있다. 심지어 조직검사를 통해 얻은 정보라도 통계적일 뿐 예측 가능한 정보일 수는 없다. 우리가 조직검사를 통해 비정형 세포 증식증Atypical Hyperplasia과 같은 비교적 더 악성인 섬유낭종성 질환이라는 결과를 받았을 때, 여기서 제안된 것처럼 요오드 섭취를 늘리는 것 이외에는 딱히 효과적인 예방 치료과정이 없다.

## 2
# 섬유낭종성 질환이 암으로 발전할 가능성

유방암 발병률이 섬유낭종성 질환 발병률에는 크게 못 미치기 때문에, 대부분의 섬유낭종성 질환은 암으로 발전하지 못한다고 볼 수 있다. 하지만 이에 안주할 수는 없다. 클라크 박사의 정의에 의하면 섬유낭종성 질환은, 암으로 발전할 가능성을 가진 전암상태라 볼 수 있다. 그렇다면 섬유낭종성 질환이 유방암으로 발전할 가능성이 9분의 1인데 양성이라 할 수 있을까? 미래에 암으로 발전할 가능성은 높다 할 수 있다. 전반적인 발병율이 높은 상황에서 섬유낭종성 질환이 양성이라는 사실은 여성에게 아무 의미도 없다.

에스킨Eskin 연구팀은 요오드 결핍이 쥐와 생쥐의 섬유낭종성 질환을 유발한다는 사실을 입증했다. 겐트Ghent와 에스킨Eskin이 심한 섬유낭종성 질환을 가진 여성에게 요오드 요법을 시행한 결과 어떠한 형태의 요오드가 사용되든 놀라운 효과를 보였다. 많은 북아메리카 여성들이 하루 3mg 이상의 요오드를 섭취함으로써 그들의 섬유낭종성 질환 문제를 치료했다. 이 정도 양의 요오드는 2주 안에 갑상선을 포화시킬 수 있는 양이므로, 모든 식이섭취된 요오드는 세포외액과 같은 갑상선 외 부위에 작용하게 된다.

일본인은 자연의 해조류나 생선을 통해 하루에 8~10mg의 요오드를 섭취하는데, 이는 겐트와 에스킨이 주장하는 유효량인 하루 10mg과 비슷한 용량이다. 따라서 겐트와 에스킨은 섬유낭종성 질환을 요오드 결핍질환이라 하였다. 하루에 3mg 이상의 요오드 섭취는 갑상선 조직을 2주 안에 포화시키고, 모든 식이섭취된 요오드는 요오드의 다른 기능에 사용된다. 이러한 임상적으로 신뢰 가능한 요오드 요법을 통한 섬유낭종성 질환의 치료는 요오드가 세포사멸을 유발하는 것과 연관이 있다. 장기적인 요오드 결핍은 그 정도에 따라 악성 갑상선암을 유발한다. 이와 같은 맥락으로, 유방 조직의 장기적인 요오드 결핍은 더욱 심각한 악성종양으로 발달할 위험이 커진다.

# 3
# 요오드와 섬유낭종성 질환

1993년에 밝혀진 섬유낭종성 질환에 대한 요오드의 임상적 효과를 알게 된 후, 나는 섬유낭종성 질환을 해결하기 위한 더 효과적인 요오드 제제를 찾았다. 모든 형태의 요오드는 효과가 있었다. 투여량이 더 중요한 요인이었다. 만약 요오드의 일일 투여량이 갑상선 포화량인 일일 2~3mg의 요오드를 넘지 않는다면, 효과가 없었다.

갑상선은 여전히 혈관계로부터 요오드를 너무 높은 비율로 흡수하고 있었기 때문에, 신체 전반의 적절한 요오드 순환을 방해하게 된다.

앞서 언급한 바와 같이, 신체의 두 가지 경로biphasic의 암 감시 시스템의 중요한 조건은 세포 외 공간에서 요오드의 존재이다. 북아메리카나 유럽의 요오드 식이섭취량은 갑상선을 포화시키고 비정상 세포 감시 시스템의 필요량을 충족시키기 위한 섭취량의 약 10분의 1에 불과하다. 세계보건기구가 권고한 요오드 섭취량은 갑상선종을 예방하기 위한 양으로, 장수와 건강 그리고 암 예방에는 충분하지 못하다고 생각한다.

# 4
# 상피내암종 치료를 위한 요오드 요법

섬유낭종성 질환을 세포 단위에서 봤을 때, 이는 정상 세포에서 비정상 세포, 이형성 세포 그리고 암세포까지의 연속적인 개념으로 볼 수 있다. 비정상 세포들은 암이 아닌 집단을 만들며 어떤 단계에서든 분열할 수 있다. 이것이 바로 상피내암종이다. 이는 느리지만 지속적인 성장 단계이다. 상피내암종은 또한 다른 섬유낭종성 질환의 형태보다 암세포로 변화할 수 있는 가능성이 더 크다. 변화의 속도는 세포의 종류에 따라 다양하다. 하지만 이제는 내암종을 포함한 모든 발병 단계는 적절한 요오드 요법을 이용하여 되돌릴 수 있다고 주장할 수 있다.

# 5
# 높은 요오드 복용량의 이점

만약 90% 이상의 인구가 섬유낭종성 질환을 가지고 있다면 왜 유방암이 그만큼 더 흔히 발생하지 않을까? 클라크 박사는 암조직으로의 변화는 많은 세월이 걸리며, 드물다고 말했다. 오직 매우 낮은 비율의 섬유낭종성 질환을 가진 여성만이 암으로 발달하게 된다. 그러나 이러한 낮은 비율이 위험 요인이 없는 유방암 환자의 거의 대부분을 차지한다. 앞으로 보게 되겠지만 이 위험 요인은 요오드 섭취와 관련이 있을 수 있다.

우리는 이미 요오드 결핍에 의한 갑상선 암 발병은 되돌리거나 치료하는 데 수십 년이 걸린다는 사실에 대해 배웠다. 국가들의 식이 요오드 함유량이 점진적으로 증가하여 더 악성인 소낭 갑상선 암에서 덜 악성인 갑상선 유두암으로, 갑상선 악성종양의 종류나 정도의 변화를 가져왔다. 만약 전 세계의 요오드 섭취량이 갑상선을 포화시키는 것 이상으로 증가한다면, 세계의 암 발병률이 일본 수준으로 급속히 감소할 것이라 믿는다. 그리고 질산염이 처리된 음식을 먹지 않는 북아메리카인의 식습관을 고려했을 때, 그들의 위암 발병률은 증가하지 않을 것이다. 갑상선 악성종양이 회복되는 데 수십 년이 걸리는 것과 비슷한 맥락으로, 더 어려운 경우의 섬유낭종성 질환이 해결되는 데는 2년 정도 걸릴 수 있다.

1950년대 이후로 유방암 발병률은 계속 증가하고 있다. 소금에 요오드가 첨가된 1920년대 이후로 갑상선종과 크레틴병이 거의 다 사라졌지만 유방암 발병률은 변하지 않고 오히려 악화되었다. 이러한 일반적인 최소 요오드 섭취량을 이용한 사례들은 갑상선 포화 정도 이하의 식이섭취량을 제공하였으며 섬유낭종성 질환이나 유방암 예방에 효과가 없었다.

# 6
# 1950년대 이후 여성들의 소금 섭취량

식이 요오드 섭취의 주요 원천은 요오드가 첨가된 식염소금이다. 생선으로도 섭취할 수 있지만 함유량이 적다. 일본인들의 요오드 섭취량하루에 8~10mg을 충당하기 위해 필요한 생선의 양은, 일일 기준으로 10~20파운드 정도이며, 생선의 종류에 따라 다르다. 현 시대의 건강을 의식하는 여성들은 1950년대 이후 그들의 음식에 소금 사용을 줄이게 되면서 나타났다. 저염식은 특히 임신기간 동안 임신중독증Eclampsia이나 고혈압을 예방하기 위해 강조되었다. 많은 여성들이 식단에서 소금을 배제했다. 따라서 이들이 여기서 논의한 수준으로 요오드를 충분히 섭취하는 것은 별도의 보충제 없이는 불가능해졌다. 5~10mg의 요오드는 하루 한 방울의 루골용액Lugol's solution으로 충분히 섭취 가능하다. 초기 문헌에 루골용액이 임신 중 고혈압이나 임신중독증을 예방할 수 있다고 언급되어 있으나, 실제로 이행되지는 않았다.

기록이 관리되기 시작한 후 80년간, 유방암 사망률은 거의 변화가 없었다. 우리의 문제점은 유방암이 진행되는 과정을 알지 못하는 것과 관련이 있는 것처럼 보였다. 비정상 세포로 변하는 병리학적 진행과정이 세포마다 다른 속도로 진행되므로 어찌 보면 당연하다고 할 수 있다. 한 사람 내에서, 여러 종류의 병변이 나타날 수 있다. 조직의 갑상선 호르몬 농도가 낮다면, 예후는 더 나쁠 것이다. 갑상선 호르몬의 주 기능이 세포를 성숙분화시키는 것이므로, 세포의 비정상 세포로의 변화 가능성은 갑상선 호르몬과 일부 관련되어 있다.

# 7
# 유방암에 관한 나의 경험

최근 나는 유방암 환자들을 호전시키고 잘 극복하게 할 수 있는 양의 요오드와 갑상선 호르몬을 유방암 환자에게 처방하는 기쁜 경험을 했다. 에스트로겐 호르몬이 사망률을 감소시키고 유방암 환자의 생존확률을 증가시킨다는 최근의 발견은 에스트로겐 또한 여성의 체질과 전반적인 저항력 향상에 기여한다는 나의 개인적 생각을 확인시켜 줬다.

환자의 건강과 체질Constitution은 거의 비슷한 의미를 가진다. 갑상선 호르몬은 환자의 건강과 대처능력과 전반적인 활력을 유지하는데 가장 중요한 호르몬이다. 환자의 건강을 가늠하는 갑상선 호르몬 효과의 옛날 측정 방식에 따라, 나는 유방암 환자가 충분히 호전될 수 있도록 적당한 갑상선 치료약을 섭취하게 하고 있다.

만약 환자들이 충분히 호전되고 그리고 정상적이고 건강하게 극복하고 있다면, 건강한 육체와 정신으로 그들의 삶을 영위할 수 있을 정도로 충분한 갑상선 호르몬이 조직 내에 존재함을 의미한다.

이러한 여성들은 예전의 결과와는 비교할 수 없이 놀라울 정도로 암을 극복하기 시작했다.

# 8
# 사례 1: 심리적 이점

실제로 환자들의 섬유낭종성 질환을 치료하는 것은 매우 만족스러운 경험이었다. 많은 환자들에게 그들의 혹이 사라지는 것은 그들 마음의 근심을 더는 일이었다. 매달 정확한 날짜에 건강검진을 받아야 하는 강박 증세를 보이는 한 여성은 샤워 중 우연히 그녀의 가슴에 최대 1cm에 이르는 다양한 크기의 수많은 섬유낭종이 있음을 발견했다. 그녀는 어김없이 정기검진을 받았고, 우리는 수차례 그 문제에 대해 상담했다. 1993년 그녀는 요오드를 몇 달간 처방받았고, 모든 혹이 사라졌다. 그리고 그녀가 1년 후 찾아왔을 때, 나는 모든 섬유낭종성 질환의 증상이 사라졌음을 확인했다. 그녀 또한 아무것도 찾을 수 없을 정도로 그녀의 가슴이 정상으로 돌아왔기 때문에, 몇 달간 검사를 해 보는 것도 잊어버렸다고 말했다. 그녀의 정신건강에 대한 이득은 측정 불가능할 정도이다.

# 9

## 사례 2:
## 유방의 비정형 증식증과 요오드

또 다른 여성은 유방조영상을 통해 그녀의 좌측 가슴 상단에 유방암이 있음을 진단받았다. 진단이 내려지기 전에 나는 그녀의 가슴을 검사해 본 적이 없었다. 검사 결과, 이 여성은 섬유낭종성 질환에 의해 단단해진 가슴을 가지고 있었다. 섬유낭종성 질환 때문에 종양을 미리 감지할 수 있는 방법이 없었다. 그녀는 요오드를 처방받고 갑상선 호르몬 섭취량을 늘렸다. 두 달 후 수술 시기가 왔을 때, 가슴의 단단한 혹들이 사라져서 암을 식별하기가 더 쉬워졌다. 수술 적출물 검사 결과, 그녀의 가슴 근처에서 비정형 증식증Atypical Hyperplasia 혹은 암으로 빠르게 변화하는 최악의 형태의 섬유낭종성 질환이 발견되었다. 따라서 요오드 요법은 섬유낭종성 질환의 가장 위험한 종에 대해서도 임상적으로 효과를 볼 수 있었다. 요오드가 암의 첫 번째 단계인 상피내암종까지의 모든 병변에 대해 효과적이라는 것이 내 개인적 견해이다.

# 10

## 사례 3:
## 상피내암종과 종양 주변 다른 병소

종양 절제술만 받았을 뿐 림프관 절단을 하지 않은 환자가 나를 찾아왔다. 주 병변으로부터 5cm 떨어진 곳까지 여러 병소가 번진 관암종Ductal carcinoma을 가지고 있었고, 암 주위의 조직들은 상피내암종을 포함한 많은 유방세포의 비정상적 변화를 보였다. 암의 가장자리는 절제변연부의 0.5mm 이내에 위치해 있었다. 내가 그녀를 만나고 6개월 후 그녀는 정상적인 가슴 부위가 매우 적었고 종양 주변 조직이 명백히 비정상적이었기 때문에, 암 클리닉의 조언에 따라 외과의는 같은 부분에 대한 더 광범위한 절제를 하였고, 주변 겨드랑이 림프절을 제거했다. 이런 도중에 그녀는 루골 요오드 두 방울과 건조 갑상선 180mg을 매일 섭취했다.

유방조직의 더 광범위한 절제를 진행하였을 때 섬유낭종성 질환과 전암병변과 암병변 모두 사라진 것을 발견하였다. 림프관은 음성이었다. 이 여성은 6개월 가까이 요오드와 호르몬을 섭취했다. 이론적으로는 절제된 그녀의 유방 조직에서 병리를 발견했어야 한다. 이러한 결과는 상피내암이나 비정상 세포가 충분한 요오드와 갑상선 요법으로 모두 사라질 수 있음을 제시한다.

# 11

## 사례 4:
## 피부에 붙은 유방암

직장암에 대한 항암화학요법과 방사능 치료를 끝마친 한 여성이 나를 찾아왔다. 그녀는 수술을 권유받았지만, 거절했다. 이를 감안하여 그녀에게 요오드와 갑상선 호르몬 요법을 시작했다. 약 1년 후 그녀에게서 5센트 동전 사이즈의 피부에 붙은 유방암이 발견됐다. 암은 유두로부터 약 1인치 정도 떨어진 곳에 위치해 있었으며, 흉부벽 밑에 부분적으로 고정되어 있었다. 그녀는 조직검사를 받았고, 검사 결과 암으로 밝혀졌다. 그녀는 수술을 거절했고, 우리가 할 수 있는 다른 치료법이 있는지 나에게 물어봤다. 몇 개월 후 나는 유두와 종양 사이의 라인에 루골 용액을 처리해서, 요오드가 피부로 흡수되어 림프관을 타고 종양 주변으로 빠르게 퍼질 수 있도록 하자고 제안했다.

덮여 있지 않을 경우 15%의 국부 요오드가 증발한다. 그녀는 하루에 한 번 용액을 처리하고 두 달 후 다시 돌아오도록 지시받았다. 그녀가 돌아왔을 때, 종양은 8개의 작은 조각으로 분해되어 있었고,

이제 아무것도 피부에 붙어 있지 않았다. 우리는 용액 처리 면적을 종양을 모두 포함하는 파이 모양으로 확대했다. 유방에 움푹 들어간 상처가 생겼을 뿐 그 후 3년간 종양은 아무 영향도 주지 않았다. 종양이 재발하거나 확대된 흔적도 보이지 않았다. 이 여성은 오늘날까지 잘 살고 있다. 이 사례는 유방암이 고농도의 요오드에 민감함을 보여 준다. 이러한 발견을 이용할 수 있는 더 다양한 방법이 있을 것으로 생각된다.

# 12
# 위험 요인

섭취된 지방에 요오드가 흡착되는 것에 대한 질문이 제기되었다. 지방이 많이 함유된 식단은 요오드 섭취를 방해한다. 지방에 의한 요오드 부족은 지방을 적게 섭취하거나 일일 요오드 섭취량을 2~3mg 이상으로 늘림으로써 해결할 수 있다. 전립선암 또한 지방 섭취와 유방암의 관계와 비슷한 동향을 보인다.

# 13
# 위험한 유방암 집안내력

중요하지만 아직 이해되지 못한 유방암 발생요인은 집안내력이다. 엄마와 딸, 자매들과 다른 가까운 친척들은 높은 암 발생률 예측이 가능하다. 현재까지 우리가 아는 사실에 입각해 생각해 보면, 이는 요오드 식이섭취의 전통이 전해져 내려오는 것과 연관이 있다고 볼 수 있다. 음식의 종류에 관계없이, 일반적인 가정은 매주마다 혹은 매년마다 요오드 섭취량이 크게 변하지 않는다.

이러한 식습관이 생기고 삶의 일부분이 된다. 당신의 좋아하는 음식과 싫어하는 음식은 당신이 주로 먹은 음식에 의해 어렸을 때 결정된다. 엄마가 해 준 음식을 가장 좋아하고 그와 비슷한 음식을 선호하기 마련이다. 일반적인 북아메리카인들의 요오드 식이섭취량은 갑상선을 포화시키기 위한 2~3mg에 턱없이 부족한 양이며, 이는 북아메리카인들의 높은 유방암 발병률의 원인일 확률이 높다. 고혈압과 같은 건강상의 이유로 소금 섭취량을 줄인 것이 이러한 문제를 야기했으며, 발병률을 더 높였다고 볼 수 있다. 또한 암에 걸려 사망한 부모의 수양

자녀들의 암 발병률은 5배 높아진다. 분명 이 또한 식이적 요인일 확률이 높다.

# 14
## 생식적 요인과 유방암 위험

특정한 생식적 요인들은 유방암 발병률에 영향을 준다. 어떤 여성이 만약 빠른 첫 생리주기의 시작초경을 겪었다면, 유방의 구조적 변화를 야기하는 호르몬 주기가 더 잦아질 것이며, 이는 충분한 요오드 섭취를 통해서만 해결할 수 있다. 더 많은 생리주기를 겪을수록 더 많은 섬유낭종성 질환이 생기며, 이러한 생리주기에 의한 자극은 유방암 발병률을 높인다. 마찬가지로 폐경기가 늦을 경우도 더 많은 호르몬 자극 주기를 겪게 된다. 하지만 적절한갑상선을 포화시킬 정도의 양의 요오드를 섭취했을 경우 이러한 걱정은 필요 없어진다.

유산이나 임신중절 또한 유방암에 걸릴 확률을 높인다. 임신 상태에서는 유방에서 많은 세포증식과 구조적 변화를 일으키는 엄청난 양의 호르몬이 부분적으로 분비되며, 따라서 이에 대한 해결책에는 세포사멸에 의한 많은 세포들의 죽음이 포함될 것이다. 갑상선을 포화시킬 정도로 많은 요오드 섭취는 이러한 위험 요인을 줄일 수 있다. 따라서 유산이나 임신중절은 유방세포를 자극하는 많은 생리주기와 같은 효과를 가진다. 만약 어떤 여성이 유산을 하거나 임신 중절을 했다면, 신체에 일어났던 모든 변화가 복구될 수 있도록 적당한 양의 요오드를 섭취하는 것이 중요하다.

모유수유를 준비하는 임신기간과, 모유수유를 하는 동안 더 많은 요오드가 유방으로 유입된다. 따라서 유방암에 걸릴 확률은 줄어들게 된다. 유방이 다른 부분들과 같은 요오드 운반 메커니즘을 가지고 있는 이유는 모유에 30배에 가까운 요오드를 축적하기 위해서이다.

일본인들은 수 세기 동안 그들의 식단에 많은 여러 종류의 해조류를 포함시켜 섭취해 왔다. 이러한 전통 문화가 암을 예방하는 역할을 한 셈이다. 1980년대에 티츠Teats는 해조류가 유방암을 예방하는 이유를 다룬 내용을 요약하여 발간했다. 요오드는 해조류의 유효 성분이다. 일본인의 평균적인 일일 요오드 식이섭취량은 8~10mg이다. 이러한 양은 그들의 갑상선을 포화시키기에 충분한 요오드 섭취량이다. 자궁 내에 있을 때를 포함한 어린 시절부터, 요오드를 잘 공급받는다. 이는 일본인들이 선천적인 장애와 출산 전후 문제를 겪을 확률이 전 세계에서 가장 적은 이유이다.

# 15
## 일본인 이주민

일본인들은 전 세계에서 가장 낮은 유방암, 전립선암, 갑상선암 발병률을 가지고 있다. 최근 유방암 발병률이 약간 증가하였는데, 서구화된 식습관과 연관이 있는 것으로 생각된다. 하지만 북아메리카로 이주한 이주세대의 자손부터 유방암 발병률이 현저하게 증가하는 것을 결정적으로 보여 주는 다수의 연구가 존재한다. 첫 이주 세대에게는 유방암 발병률에 있어서 미미한 변화만 있었지만, 세대가 거듭할수록 유방암 발병률은 현지국인 미국의 것과 비슷할 정도로 급격하게 상승한다. 여기서 제시된 메커니즘을 고려해 봤을 때, 이주민들의 자녀들의 해조류 섭취는 직접 이주해 온 그들의 부모보다 점점 줄어들기 시작한다. 그 이후 자녀들과 자손들의 서구화는 몇 세대 내에 완료되었을 것이다. 그 이후 그들의 요오드 섭취량은 북아메리카인들과 거의 비슷해졌을 것이고, 유방암 발병률 역시 북아메리카인들과 비슷해진다. 이러한 일본인들의 이야기는 가장 독보적이지만, 다른 이주해 온 민족에게 일어난 이야기와 비슷하다.

# 16
## 아이슬란드 사람들의 작은 갑상선

만약 요오드 결핍이 갑상선을 20g 이상 비대해지게 만든다면, 우리는 작은 갑상선을 가진 사람들의 의미를 연구해 봐야 한다. 일본인들의 갑상선은 높은 요오드 섭취량을 유지하게 되면서 전 세계에서 거의 가장 작아졌다. 그렇다면 일본인보다 갑상선의 크기가 더 작은 나라는 어디였을까? 이는 바로 1차 세계대전이 일어나기 이전까지 아이슬란드였다. 아이슬란드 사람들의 갑상선은 평균적으로 여성의 경우는 12g, 남성의 경우 14g이었다. 이는 전 세계 어떤 국가보다도 가장 적은 갑상선의 무게 기록이다. 이는 아이슬란드의 주요 경제 장치였던 어업이 주요한 요인임을 알 수 있다. 1900년대 초에는 손질 후 남은 생선 부위를 갈아서 젖소에게 사료로 주었다. 다른 포유류와 마찬가지로 젖소의 유선은 우유에 요오드를 농축시켰다. 따라서 아이슬란드에서 생산되는 우유는 갑상선을 포화시킬 만큼 충분한 요오드를 함유하게 되었다. 이는 모든 어린이들, 특히 여자아이들의 유방이 발달하는 시기에 많은 요오드를 섭취하게 됨을 의미한다. 결과적으로 유방암 발병률은 일본인들보다 더 낮거나 비슷할 정도였다. 어떤 국가도 이 정도까지 되지는 못했다.

그러나 1940년대와 1950년대 아이슬란드 연안의 어업권에 대한 논쟁은 어류의 분포를 면밀히 분석해서 큰 어선으로 수확하는 시스템이 훨씬 많이 어류를 수확할 수 있음을 알렸다. 1960년대부터, 모든 생선 부위는 수출될 국가들이 미리 정해졌다. 여전히 젖소들에게 생선사료를 먹이기는 하지만, 전 세계 요오드 섭취 기준량과 비슷한 정도의 요오드밖에 함유하고 있지 않다. 이 기간 동안 유방암 발병률은 이전의 10배가량 증가했는데, 이는 미국의 가장 높은 발병률과 비슷한 수치이다. 표준량으로 인정되는 우유의 요오드 함량이 미국과 비슷한 정도로 낮아지면서, 오직 갑상선종을 예방할 수 있을 뿐 유방암 발병률은 급속히 10배 이상 증가했다. 식이 요오드 섭취량이 국가 수준에서 크게 감소한 사례는 전 세계에 아이슬란드뿐일 것이다. 북아메리카로 이주해온 일본인들 자손의 요오드 섭취량 변화만이 이 사례와 비견된다.

혼란스러운 문제점 중 하나는 남쪽의 기후에서 유방암 발병률이 더 낮아지는 현상이다. 따뜻한 기후의 국가들은 일본과 1차 세계대전 이전의 아이슬란드를 제외한 캐나다나 미국, 스칸디나비아 등의 북부 국가보다 유방암 발병률이 낮다. 그러나 우리가 암의 두 번째 단계가 조직의 갑상선 호르몬 농도와 연관이 있다는 사실을 기억한다면, 위의 사실은 더 명백해진다. 1888년 위원회에서 심각한 갑상선 기능 저하증점액수종을 겪고 있는 환자에 대해 이들을 위한 치료법은 없다고 발표했다. 이런 갑상선 기능 저하증 환자들에 대한 유일한 치료법은 그들이 따뜻한 기후로 이주하는 것이었다. 모든 점액수종 환자들은 따뜻한 기후로 이주했을 때, 호전되었다. 이는 몸을 따뜻하게 유지하기 위한 갑상선 시스템의 역할이 필요하지 않음을 의미한다. 따라서 체온 유지에 갑상선 호르몬이 소모되지 않자 암의 침략으로부터 몸을 보호하는 데 더 많은 양이 쓰일 수 있게 되었을 것이다. 어떤 뜻으로는, 따뜻한 기후 속에서 사는 사람은 몸을 따뜻하게 유지하는 것 외의 다른 일에 쓸 수 있는 갑상선 호르몬 양이 더 많다는 것을 의미하기도 한다. 만약 그렇다면 점액수종 외에도, 유방암 발병률도 더 낮을 것으로 예상할 수 있으며 이것은 사실이다.

하거센Haagersen은 모든 유방을 절제하는 할스테드Halstead 방식으로 교육을 받은 이 세기 최고의 미국인 유방암 외과의들 중 최후의 한 명이다. 그는 환자들에 대한 기록을 보존하는 것과 그의 치료에 따른 결과를 분석하는 데 매우 세심한 사람이었다. 그와 많은 사람들이 이러한 방법을 사용함으로써 아주 좋은 결과를 얻었다. 환자들의 수술에 대한 압박감과 정신적 충격이 이러한 종류의 수술이 금지된 원인 중 하나였다. 뉴욕의 장로병원Prebyterian Hospital에서 근무하던 1915년부터 1942년까지 그와 그의 스텝들은 유방암의 임상적 징후와 치료의 궁극적인 결과를 연관 짓기 위해 사진을 찍고 그림을 그리며 세심한 기록을 남겼다. 병리학자인 스타우트 박사Dr. Stout와 함께, 모든 자료를 분석하여 최고의 치료법을 찾고 치료 결과를 이해하고자 했다. 총 1544명의 유방암 환자들이 그들이 죽기 전까지 이러한 방법에 따라 진단받고 치료받았다. 그 시절의 모든 데이터가 천공카드에 입력되었고, 분석되었다. 증상의 심각한 정도와 어떤 치료를 선택하는지의 임상적 분류는 4가지에 따라 나뉘었다.

1. 유방과 그것을 덮고 있는 조직, 그리고 흉벽 근처에 존재하는 국지적인 종양
2. 겨드랑이 국부, 유방 내부, 쇄골상림프절에 암 전이 발생
3. 떨어진 곳에 암 전이 발생
4. **환자의 체질적 요인**

처음의 세 개 항목은 예전부터 광범위하게 연구되어 왔다. 네 번째 요인이 하거센 박사Dr. Haagersen의 유방암에 대한 책에서 언급되지 않았던 부분이다. 연구 결과에 이를 언급한 경우는 매우 드물다. 사실 현재의 방사능, 화학적, 외과적 치료는 환자의 체질을 불안정하게 만들 수 있다는 사실을 크게 간과하고 있다. 우리가 체질에 관해 올바르게 이해한다면, 체질은 신체의 구성 또는 기능적 습관이고 개개인의 유전적, 생화학적, 생리학적 자질에 의해 결정되며 환경적 요인에 의해 변화할 가능성이 큼을 알 수 있다. 또한 사람의 체질이란 언급된 것처럼 육체적 성질 외에도 활력, 건강, 힘, 복지 등을 의미한다.

1971년 유명한 내분비학자인 베일리스 박사Dr. R.I.S Bayliss는 메디

컬 소사이어티스 트랜색션스Medical Society's Transactions에서 강연을 부탁받았다. 갑상선 질환을 수십 년 동안 치료해 온 그는 환자가 적절한 갑상선 대체요법을 받고 있는지 알 수 있는 방법에 대한 질문에 다음과 같이 말했다. "나는 가끔 적절한 티록신 투여량을 어떻게 정하는지에 대한 질문을 받곤 한다. 답은 환자의 맥박수와 그의 기분, 피부의 질감, 추위에 대한 내성, 장 기능, 그리고 힘줄 반사가 이완되는 속도 등의 임상적인 결과를 모두 종합하여 정하는 것이다."

갑상선 호르몬은 환자의 체질과 삶의 질을 개선시킬 수 있는 능력을 가진 호르몬인가? 적절한 양의 갑상선 호르몬을 처방받는다면 누구나 그들의 최고의 체질적 능력에 도달할 수 있다. 이는 혈액검사가 아니라 임상적 평가를 통해서만 알 수 있다. TSH나 다른 관련 피검사는 갑상선 기능 저하증의 증상 및 징후와 연관이 없기 때문이다.

TSH 검사가 시작되기 이전 시대의 갑상선암의 치료는 독성에 못 미치는 용량Sub-toxic doses을 투여하는 것이었다. 처방되는 갑상선 추출물 투여량은 환자가 너무 많은 갑상선 호르몬에 의한 증상을 호소하기 전까지 증가시키다가, 그보다 약간 적은 양으로 정한다. 이 정도 양을 투여할 경우, 면역 시스템을 포함한 개개인의 신체기능이 거의 최상의 속도로 작용한다. 물론 환자들은 호전되었고 부작용도 보고되지 않았다.

유방암을 예방하는 방법으로는 요오드를 섭취하는 것이 있다. 만성질환 정도로 유방암 발병률을 낮추는 방법은 갑상선 호르몬을 보조제로 사용하여 정신적으로·육체적으로 질병을 극복할 수 있는 환자의 능력을 길러 주는 것이다. 병변의 외과적 시술은 빠를수록 좋은 의무사항이다. 동시에 갑상선 호르몬을 통한 전반적인 체질적 요인 개선은 환자들이 화학요법과 방사선 치료를 더 잘 견딜 수 있게 만든다. 방사선 치료 전에 정상 복용량의 갑상선 호르몬을 투여한 환자의 경우 대부분의 환자보다 치료를 더 잘 견뎌냈다. 화학요법도 마찬가지이다. 하지만 그런 치료를 받지 않았던 환자에게서도 마찬가지로 좋은 결과를 얻을 수 있었다.

본문에서 제시된 개념들은 많은 환자들을 장기간 관찰하고 상담한 결과물이다. 어떠한 치료에 대해서든 그 치료의 이득과 부작용에 대해 관찰하기 위해서라면 세상의 어떤 직업보다도 최적의 자리에 있는 것이 개업 의사이다. 이 책에서 제시한 의견을 요약하자면, 유방암을 다른 시각과 다른 목표로 치료하고 접근하자는 것이다. 몸의 모든 암세포를 제거하는 것은 오랫동안 가장 중요하게 여겨져 왔다. 그러나 달리 보자면, 만약 우리가 암의 성장을 멈출 수 있다면 암은 단지 멈춰질 수 있는 하나의 과정에 불과할 것이다. 그리고 그 과정은 우리 개개인의 삶에 매우 경미한 영향을 줄 뿐이다.

1954년 스펜서 박사Dr. J. G. C. Spencer는 갑상선 호르몬과 악성 종양의 관계에 대한 광범위한 조사를 실시했다. 스펜서 박사는 그의 서로 다른 발견들 사이에 아주 큰 관련이 있다고 결론지었다. 그리고 다음과 같이 말한다.

"악성 종양과 갑상선 기능의 관계에 대해 어떠한 결론을 내리든, 낮은 신진대사율 또는 갑상선 물질의 부족이 결코 암의 일차적인 원인으로 여겨질 수 없다고 아무리 강조해도 지나치지 않다. 갑상선과 그 관련된 물질들은 절대 암 치료물질로 여겨질 수 없다. 하지만 갑상선 기능혹은 기능장애이 암에 대한 면역이나 민감성과 연관이 있을 수 있다고 제기된다. 결국 갑상선은 치료 무기로, 외과 시술을 받은 환자들의 보조 치료제로 사용되어도 무방할 것이다."

"예방의학의 더 넓고 중요한 분야에서, 갑상선 기능이 좋지 않은 사람들이 암에 걸릴 가능성이 높으며, 이는 처음으로 더 넓은 범위에서 암에 대한 예방 조치를 취할 실제적인 기회로 이어진다. 이러한 결과는 유아 혹은 청소년기의 갑상선종에 적용 가능하며, 신체가 발달하는 시기 동안 갑상선을 건강하게 유지하는 게 중요하다는 사실을 알려 준다. 그리고 어른이 됐을 때, 특히 50세가 넘었을 때는 체내 요오드 농도가 줄어드는 경향이 있으므로, 음식과 음료로부터 적정량의 요오드를 섭취하여 갑상선이 잘 활동할 수 있도록 하는 것도 중요하다. 오직 이러한 방법으로 주로 석탄과 석유가 널리 사용되는 현실에서 사실상 피하기가 거의 불가능한 많은 발암물질들에 대한 면역력을 기를 수 있다."

나는 스펜서 박사가 올바른 생각을 가지고 있었다고 믿는다.

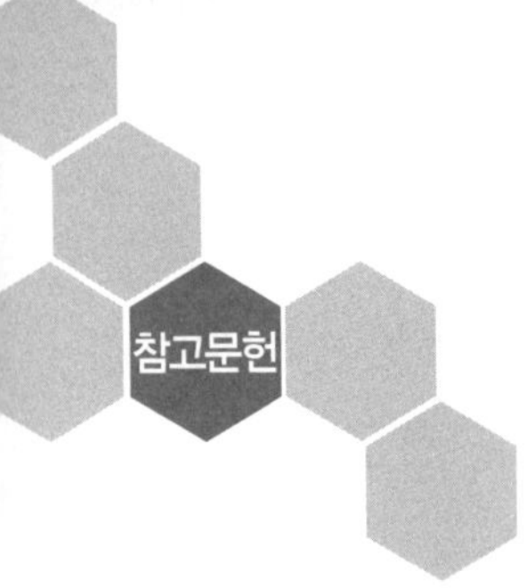


## 2장 요오드


1. Iodine and the brain (1988). New York: Plenum Press
2. Mechanisms of microbial disease (1989). Baltimore: Williams & Wilkins.
3. Hormones from molecules to disease (1990). New York: Hermann Publishers in Arts and Science, Chapman and Hall.
4. Thyroid disease (1990). New York: Raven Press.
5. Werner and Ingbar's The Thyroid (1991). (6 ed.) Philadelphia: J.B. Lippincott Company.
6. Williams textbook of endocrinology (1992). (Eigth ed.) Philadelphia: W.B. Saunders Co.
7. Endocrinology (1995). (Third ed.) (Vols. 1, 2 and 3) Philadelphia': W.B. Saunders Co.
8. Metamorphosis (1996). Toronto: Academic press.
9. Alberts, B., Bray, D., Lewis, J., Raff, M., Roberts, K., & Watson, J. D. (1989). Molecular biology of the cell. (Seconded.) New York: Garland Publishing, Inc.
10. Atkins, P. W. (1995). The periodic kingdom. New York: Basic Books A

Division of Harper Collins Publishers.

11. Barnes, R. D. (1980). Invertebrate Zoology. (fourth ed.) Philadelphia: Saunders College/Holt, Rinehart and Winston.
12. Barrington, E. 1. (1979). Invertebrate Structure and function. (Second ed.) Sunbury-on-Thames: Thomas Nelson and Sons Ltd.
13. Behrns, K. E., Schrum, L., & Que, F. G. (1999). Apoptosis: cell death by proteolytic scalpel. Surgery, 126, 463-468.
14. Benton, M. J. & Harper, D. A. (1997). Basic Palaeontology. Edinburgh Gate, England: Addison Wesley Longman.
15. Bergeron, C. (1995). Oxidative stress: its role in the pathogenesis of amyotrophic lateral sclerosis. Joumal of the Neurological Sciences, 129 Suppl. 81-84.
16. Borow, D. 1., Triplehorn, C. A., & Johnson, N. F. (1992). An introduction to the study of Insects. (Sixth ed.) New York: Saunders Colleg Publishing.
17. Braverman, L. E. (1994). Iodine and the thyroid: 33 years of study. Thyroid, 4, 351-356.
18. Braverman, L. E. (1998). Adequate iodine intake-the good far outweighs the bad [comment]. European Journal of Endocrinology, 139, 14-15.
19. Brock, T. D. & Madigan, M. T. (1991). Biology of Microorganisms. (Sixth ed.) Englewood Cliffs, New Jersey: Prentice Hall.
20. Brown-Grant, K. (1961). Extrathyroidal iodide concentrating mechanisms. Physiol Rev, 41, 189.
21. Campbell, N. A. (1990). Biology. (Second ed.) New York: The Benjamin/ Cummings Publishing Company.
22. Carrol, B., Keosian, J., & Steinman, 1. D. (1955). The mode of action of iodine on infectious agents. J Newark Beth Israel Hosp, 6, 129-140.
23. Cavalieri, R. R. (1997a). Iodine metabolism and thyroid physiology:

current concepts. Thyroid, 7, 177-181.

24. Cavalieri, R. R. (1997b). Iodine metabolism and thyroid physiology: current concepts. Thyroid, 7, 177-181.
25. Cohn, 1. 1. (1967). Implantation in cancer of the colon. Surgery, Gynecology & Obstetrics, 124, 501-508.
26. Cohn, 1. J. (1971). Cause and prevention of recurrence following surgery for colon cancer. Cancer, 28, 183-189.
27. Connolly, K. J. & Pharoah, P. O. (1981). Behavioural sequelae of fetal iodine deficiency. Progress in Clinical & Biological Research, 77, 383-391. Iodine· 29
28. Davenport, H. W. Secretion of iodide by the gastric mucosa. Gastroenterology 1, 1055-1061. 1943.
29. Davidson, J. P., Reed, W. E., & David, P. M. (1997). Exploring Earth. Upper Saddle River, NJ.: Prentice Hall.
30. Dickhoff, W. W. & Darling, D. S. Evolution of thyroid function and its control in lower vertebrates. Amer Zool
31. Doolittle, W. F. Phylogenetic classification and the universal tree. Science 284, 2124-2128. 1999.
32. Dunn, J. T. (1993). Iodine supplementation and the prevention of cretinism. Annals of the New York Academy of Sciences, 678, 158-168.
33. Dunn, J. T. (1996). Seven deadly sins in confronting endemic iodine deficiency, and how to avoid them. Journa! of Clinical Endocrinology & Metabolism, 81. 1332-1335.
34. Eales, J. G. (1997). Iodine metabolism and thyroid-related functions in organisms lacking thyroid follicles: are thyroid hormones also vitamins? Proceedings of the Society for Experimental Biology & Medicine, 214, 302-317.
35. Elmer, A. W. (1938). Iodine metabolism. London: Oxford University

Press.

36. Faber, H. K. & Dong, L. (1953). Virucidal activity of some common surface antiseptics with special reference to poliomyelitis. Pediatrics, 12, 657.

37. Freshney, R. I. (1994). Culture of animal cells. New York: Wiley-Liss, A John Wiley & Sons, Inc. Publication.

38. Futuyma, D. J. (1998). Evolutionary Biology. (third ed.) Sunderland, Massachusetts: Sinaueer Associates,Inc.

39. Galton, V. A., Cohen, J. S., & Munck, K. (1982). T4 5'monodeiodinase: The acquisition and significance of this enzyme system in the developing Rana Catesbeiana Tadpole. In T.Inui (Ed.), Phylogenetic aspects of thyroid hormone action (pp. 75-90). Tokyo: Center of acadamic publications Japan.

40. Gershenfeld, L. (1977a). Iodine. In S.S.Block (Ed.), Disinfection, Sterilization and Preservation (2 ed., pp. 196-218). Philadelphia: Lea & Febiger.

41. Gershenfeld, L. (1977b). Iodine. In S.S.Block (Ed.), Disinfection, Sterilization and Preservation (2nd ed., pp. 196-218). Philadelphia: Les & Febiger.

42. Gilbert, S. F. (1997). Developmental Biology. (Fifth ed.) Sunderland, Massachusetts: Sinauer Associates, Inc.

43. Globel, B., Globel, H., & Andres, C. (1985). The risk of hyperthyroidism following an increase in the supply of iodine. Journal of Hospital Infection, 6 Suppl A, 201-204.

44. Gubareff, N. & Suntzeff, V. (1962). Preliminary report on application of iodine in prevention of surgical dissemination of viable malignant cells. J Surg Res, 2, 144

45. Hays, M. T. Comparmental models for human iodide metabolism. Math

Biosciences 72,317-335.1984.

46. Heneine,1. F. & Heneine, L. G. (1998). Stepwise iodination. A general procedure for detoxification of proteins suitable for vaccine development and antiserum production [comment]. Biologicals, 26, 25-32.

47. Herter, F. P. & Sbuelz, B. (1966). Inhibition of tumor growth by iodized catgut. Journal of Surgical Research, 6, 393-396.

48. Hetzel, B. S. (1989). The story of iodine deficiecy An international challange in nutrition. Oxford New York Tokyo: Oxford University Press.

49. Hofstadter, F. (1980). Frequency and morphology of malignant tumours of the thyroid before and after the introduction of iodine-prophylaxis. Virchows Archiv.A, Pathological Anatomy & Histology, 385. 263-270.

50. Hurrell, R. F. (1997). Bioavailability of iodine. European Journal of Clinical Nutrition, 51 Suppl 1. S9-12.

51. Jalayer, T. & Askari, 1. (1966). A study of the effect of aqueous iodine on hydatid cysts in vitro and in vivo. Annals of Tropical Medicine & Parasitology, 60, 169-171.

52. Kardon, K. V. (1997). Vertebrates comparative anatomy, function. evolution. New York: WCB McGraw-Hill.

53. Kelly, F. C. Iodine in medicine and pharmacy since its discovery-1811-1961. Proc R Soc Med 54, 831-836. 1961.

54. Knaysi, G. (1932). The toxicity of iodine for the cells of Mycobacterium tuberculosis. J Infect Dis, 50, 253-260. Iodine· 31

55. Konno, N., Yuri, K., Miura, K., Kumagai, M., & Murakami, S. (1993). Clinical evaluation of the iodide/creatinine ratio of casual urine samples as an index of daily iodide excretion in a population study. Endocrine Journal, 40, 163-169.

56. Lamberg, B. A. (1993). Iodine deficiency disorders and endemic goitre.

[Review] [47 refs]. European Journal of Clinical Nutrition, 47, 1-8.

57. Lamberg, B. A., Haikonen, M., Hintze, G., Honkapohja, H., Hiltunen, R., & Pulli, K. (1970). Regression of endemic goitre and of changes in iodine metabolism during 10-15 years in the east of Finland. The role of iodine prophylaxis. Hormones, 1, 80-95.

58. Lee, K., Bradley, R., Dwyer, J., Lee, S. L., & ' (1999). Too much or too little: The implication of current Iodine intake in the United States. Nutrition Reviews, 57, 177-181.

59. Lee, S. M., Lewis, J., Buss, D. H., Holcombe, G. D., & Lawrence, P. R. Iodine in British foods and diets. B J of Nutrition 72, 435-446. 1994.

60. Levinton, J. S. (1995). Marine Biology, function, biodiversity. ecology. New York: Oxford University Press.

61. Lodish, H., Berk, A., Zipursky, S. L., Matsudaira, P., Baltimore, D., & Darnell, 1. (1999). Molecular Cell Biology. New York: W.H.Freeman and Company.

62. Lynn, W. G. & Wachowski, H. E. (1951). Ouart.Rev.Biol., 26, 123.

63. Lyons, A. S. & Petrucelli, R. J. (1987). Medicine an Illustraed History. New York: Abradale Press Harry N. Abrams, Inc., Publishers.

64. Maberly, G. F. (1994). Iodine deficiency disorders: contemporary scientific issues. Journal of Nutrition, 124, 1473S-1478S.

65. MacMahon, B., Cole, P., Lin, T. M., Lowe, C. R., Mirra, A. P., Ravnihar, B., Salber, E. J., Valaoras, V. G., & Yuasa, S. Age at first birth and breast cancer risk. Bull Wld Hlth Org.

66. Madigan, M. T., Martinko, J. M., & Parker, 1. A. (1997). Brock Biology of microorganisms. (Eigth ed.) Upper Saddle River,NJ 07458: Prentice Hall.

67. Mizukami, Y., Michigishi, T., Nonomura, A., Hashimoto, T., Ton ami , N., Matsubara, F., & Takazakura, E. (1993). Iodine-induced

hypothyroidism: A clinical and histological study of 28 patients. J of Clinical Endocrinology and Metabolism, 76, 466-471.

68. Morreale de Escobar, G. & et al (1991). Maternal thyroid hormones during pregnancy: effects on the fetus in congenital hypothyroidism and in iodine deficiency. Adv Exp Med BioI, 299, 133-156.

69. Mutvei, A., Husman, B., Andersson, G., & Nelson, B. D. (1989). Thyroid hormone and not growth hormone is the principle regulator of mammalian mitochondrial biogenesis. Acta Endocrinol.(Copenh.), 121, 223-228.

70. addie, T. H. & et al (1970). Iodine intake in the United States: a reassessment. J Clin Endocr Metab, 30, 659-665.

71. Pechenik, J. A. (1996). Biololgy of Invertebrates. (Thirded.) Toronto: Wm. C. Brown Publishers.

72. Pennington, J. A. (1990). A review of iodine toxicity reports. J.Am.Diet. Assoc , 90, 1571-1581.

73. Porter, R. (1997). Greatest benefit to mankind A Medical history of humanity. New York: W.W. Norton & Company.

74. Potter, J. D., McMichael, A. J., & Hetzel, B. S. (1979). Iodization and thyroid status in relation to stillbirths and congenital anomalies. International Journal of Epidemiology, 8, 137-144.

75. Preux, P. M., Couratier, P., Boutros-Toni, F., Salle, J. Y., Tabaraud, F., Bernet-Bernady, P., Vallat, J. M., & Dumas,M. (1996). Survival prediction in sporadic amyotrophic lateral sclerosis. Age and clinical form at onset are independent risk factors. Neuroepidemiology. 15, 153-160.

76. Raven, P. H., Evert, R. F., & Eichhorn, S. E. (1999). Biology of Plants. (Sixth ed.) New York: W.H. Freeman and Company. Iodine· 33

77. Reddish, G. F. (1957). Antiseptics, disinfectants fungicides and chemical and physical sterilization. Philadelphia: Lea & FebigerHa.

78. Riggs, J. E., Schochet, S. S. J., & Gutmann, L. (1984). Benign focal amyotrophy. Variant of chronic spinal muscular atrophy. Archives of Neurology, 41, 678-679.

79. Saikumar, P., Dong, Z., Mikhailov, V., Denton, M.,Weinberg, J. M., & Venkataraman, M. (1999). Apoptosis: Definition, mechanisms, and relevance to disease. American Jounal of Medicine, 107, 489-506.

80. Salter, W. T. Fluctuations in body iodine. Physiol Rev 20, 345-376. 1940.

81. Salter, W. T. (1951). Endocrine function of iodine. (1st ed.) Cambridge, Mass.: Harvard.

82. Schaller, R. T. & et al. (1966). Development of carcinoma of the thyroid in iodine-deficient mice. Cancer, 19, 1063-1080.

83. Shaw, T. L Mechanism of iodide accumulation by the brown seaweed Laminaria digitata LUptake of 1131. Proc Roy Soc (London) B 150,356-371. 1959.

84. Smerdely, P., Pitsiavas, V., & Boyages, S. C. (1993). Evidence that the inhibitory effects of iodide on thyroid cell proliferation are due to arrest of the cell cycle at GOG 1 adn G2M phases. Endocrinology, 133, 2881-2888.

85. Stanbury, J. B. (1992). Iodine and human development. [Review] [33 refs]. Medical Anthropology, 13, 413-423.

86. Stowe, C. M. (1981). Iodine, iodides, and iodism. Journal of the American Veterinary Medical Association, 179, 334-336.

87. Stryer, L. (1988). Biochemistry. (Third ed.) New York: W.H. Freeman and Company.

88. Thomson, C. D., Colls, A. J., Conaglen, J. V., Macormack, M., Stiles, M., & Mann, J. (1997). Iodine status of New Zealand residents as assessed by urinary iodide excretion and thyroid hormones. British Joumal of Nutrition, 78, 901-912.

89. Thorpe-Beeston, 1. G. & Nicolaides, K. H. (1996). Maternal and fetal thyroid function in pregnancy. New York: The Parthenon Publishing Group.

90. Turner, G. D. (1955). General Endocrinology. (2 ed.) Philadelphia: W.B. Saunders Company.

91. Vagenakis,A. G. (1990). Effects of iodides: clinical studies. Thyroid. 1. 59-63.

92. Vagenakis,A. G. & et al. (1973). Control of thyroid hormone secretion in normal subjects receiving iodides. 10urnal of Clinical Investigation, 52. 528-532.

93. Vernick, 1. 1. & Hoppe, E. T. (1966). The value of iodine compounds in the experimental treatment of wounds inoculated with cancer cells. Surgery, 59, 278-281.

94. Watson, 1. D., Hopkins, N. H., Roberts, 1. W., Steitz, 1. A., & Weiner, A. M. (1988). Molecular Biology of the gene. (Forth ed.) Don Mills, Ontario: The Benjamin/Cummings Publishing Company Inc.

95. Wayne, E. 1., Koutras, D. A., & Alexander, W. D. (1964). Clinical aspects of iodine metabolism. Philadelphia: F.A. David Company.

96. Wiseman, R. A. (2000). Breast cancer hypothesis: a single cause for the majority of cases. J Epidemiol Community Health, 54, 851-858.

97. Woese, C. The universal ancestor. Proc Natl Acad Sci 95, 6854-6859. 1998.

98. Wolfe, S. L. (1995a). An introduction to cell and molecular biology. New York: Wadsworth Publishing Company and International Thomson Publishing Company.

99. Wolfe, S. L. (1995b). Cell and Molecular Biology. New York: Wadsworth Publishing Co An international Thomson Publishing Co.

100. Wooten, W. L. & et al. (1980). The effect of thyroid hormone on

mitochondrial biogenesis and cellular hyperplasia. 1 Bioenerg Biomembr, 12, 1-12.

101. Wynder, E. L. The epidemiology of large bowel cancer. Cancer Res 35, 3388-3394. 1975.

## 3장 갑상선과 갑상선 호르몬

1. Wiersinga, W. M. (1985). Nuclear thyroid hormone receptors. Neth. J.Med., 28, 74-82.
2. Chio, A., Magnani, C., & Schiffer, D. (1995). Gompertzian analysis of amyotrophic lateral sclerosis mortality in Italy, 1957 -1987; application to birth cohorts. Neuroepidemiology, 14, 269-277.
3. Wooten, W. L. & et al. (1980). The effect of thyroid hormone on mitochondrial biogenesis and cellular hyperplasia. J Bioenerg Biomembr, 12, 1-12.
4. Eartly, H. & Leblond, C. P. (1953). Idendification of the effects of thyroxine mediated by the hypophysis. The New England Journal of Medicine, 249, 249-271.
5. Johnson, L. G. (1997). Thyroxine's evolutionary Roots. Perspectives in Biology & Medicine, 40, 529-535.
6. Samuels, H. H., Tsai, J. S., & Casanova, J. (1974). Thyroid hormone action: in vitro demonstration of putative receptors in isolated nuclei and soluble nuclear extracts. Science, 184, 1188-1191.
7. Di Liegro, 1., Savettieri, G., & Cestelli, A. (1987). Cellular mechanism of action of thyroid hormones. Differentiation., 35, 165-175.
8. Crile, G. & and Asscociates (1932). Diagnosis and Treatment of Diseases of the Thyroid Gland. Philadelphia: W.B. Saunders Company. 51

9. Sawin, C. T. (1991). In C.T.Sawin (Ed.), Clincal Society of London. Report on Myxoedema 1888 Facsimile Edition 1991 (London: Longmans, Green, and Co.
10. Ichikawa, K. & Hashizume, K. (1995). Thyroid hormone action in the cell. [Review] [96 refs]. Endocrine Journal, 1995 Apr:42, 131-140.
11. Segal, J. (1989). Action of the thyroid hormone at the level of the plasma membrane. Endocr.Res., 15, 619-649.
12. Fox, E. L. (1892). A case of myxedema treated by taking extract if thyroid by the mouth. Brit M J, 2, 941.
13. Mackenzie, H. W. (1892). A case of myxoedema treated with great benefit by feeding with fresh thyroid glands. Brit M J, 2, 940.
14. Sawin, C. T. & et al. (1978). A comparison of thyroxine an desiccated thyroid in patients with primary hypothyroidism. Metabolism, 27, 1518-1525.
15. The pharmacological basis of therapeutics (1970). (Fourth edition ed.) Toronto: The MacMillan Company.
16. Selection of thyroid hormone products (1973). Med Lett Drugs Ther, 15, 70-71.
17. Medici, A. (1977). Thyroid replacement therapy. Medical Letter, 19, 50-51.
18. Derry, D. M. (1977). Thyroid replacement therapy. Medical Letter, 19, 50-51.
19. Toft, A. D. (1991). Thyrotropin: Assay, Secretory Physiology, and Testing of Regulation. In L.E.Braverman & R. D. Utiger (Eds.), Werner and Ingbar's The Thyroid (6 ed., pp. 287-305). New York: lB. Lippincott Company.
20. Werner, A. A. (1942). Endocrinology, clinical application and treatment. Philadelphia: Lea and Febiger.

21. Means, J. H. (1948). The Thyroid and Its Diseases. (2 ed.) Philadelphia, Pa.: J.B. Lippincott.

22. Hoch, F. L. (1962). Biochemical actions of thyroid hormones. Physiol Rev, 42, 605-673.

23. Williams, R. H. & Bakke, J. L. (1962). The Thyroid. In R.H.Williams (Ed.), Textbook of Endocrinology (3 ed., pp. 96-281). Philadelphia: W.B. Saunders Company. Thyroid Gland and thyroid hormone • 53

24. Flinn, M. V. & England, B. G. (1997). Social enconomic of childhood glucocorticoid stress response and health. American Jounal of Physical anthropology. 102, 33-53.

25. Rawson, R. W. The thyroid gland. [18], 35-63. 1966. Ref Type: Serial (Book,Monograph)

26. Refetoff, S. (1982). Resistance to thyroid hormone in man. In G.U.Institute of Endocrinology (Ed.), Phylogenetic aspects of thyroid hormone action (pp. 169-189). Tokyo: Center for academic publications Japan.

27. Refetoff, S. (1989). The syndrome of generalized resistance to thyroid hormone (GRTH). Endocr.Res .. 15, 717-743.

28. Weiss, R. E. & Refetoff, S. Thyroid hormone resistance. Ann Rev Med 43,363-375.1992. Ref Type: Journal (Full)

29. Refetoff, S. (1982). Syndromes of thyroid hormone resistance. Am J Physiol. 243. E88-E98.

30. Franklyn, J. A. (1991). Syndromes of thyroid hormone resistance. Clin Endocrinol.(Oxf.t 34, 237-245.

31. Bauer, M. S., Whybrow, P. C., & Winokur,A. (1990). Rapid cycling bipolar affective disorder. I. Association with grad I hypothyroidism. Arch.Gen.Psychiatry., 47, 427-432.

32. Roti, E., Minelli, R., Gardini, E., & Braverman, L. E. (1993). The use

and misuse of thyroid hormone. Endocrine Reviews, 14,. 401-423.

33. Oppenheimer, J. H. (1979). Thyroid hormone action at the cellular level. Science. 203, 971-979.
34. Oppenheimer, J. H. (1989). Tissue and Cellular Effects of Thyroid Hormones and Their Mechanism of Action. In G.N.Burrow, J. H. Oppenheimer, & R. Volpe (Eds.), Thyroid Function & Disease (pp. 90-123). Toronto: W.B. Saunders Company.
35. Cooper, D. (1998). Subclinical thyroid disease: a Clinician's perspective. Annals of Internal Medicine. 129. 135-138.
36. Arem, R. & Escalante, D. (1996). Subclinical hypothyroidism. Advances in Internal Medicine. 41, 213-250.
37. Arem, R. & Escalante, D. (1996). Subclinical hypothyroidism: epidemiology, diagnosis, and significance. Advances in Internal Medicine, 1996:41, 213-250.
38. Cooper, D. S., Halpern, R., Wood, L. C., Levin, A. A., & Ridgway, E. C. (1984). L-Thyroxine therapy in subclinical hypothyroidism. A double-blind, placebo-controlled trial. Ann Intern.Med, 101, 18-24.
39. Franklyn, J. A. (1988). The molecular mechanisms of thyroid hormone action. Baillieres.Clin Endocrinol.Metab., 2, 891-909.

## 4장 암

1. Cavenee, W. K. & White, R. L. The genetic basis of cancer. Scientific American 272, 72-79. 1995.
2. Nicolson, G. L. (1987). Tumor cell instability, diversification, and progression to the metastatic phenotype: from oncogene to oncofetal expression. Cancer Res. 47, 1473-1487.

3. Weinberg, R. A. (1995). Prospects for cancer genetics. Cancer Surv., 25, 3-12.

4. Fearon, E. R. (1992). Genetic alterations underlying colorectal tumorigenesis. Cancer Surv .. 12, 119-136.

5. Vogelstein, B. & Kinzler, K. W. (1994). Colonrectal cancer and the intersection between basic and clinical research. Cold Spring Harbor Symp Quant BioI. 59, 517-521.

6. Fearon, E. R. (1990). A genetic model for colonorectal tumorigenesis. Cell, 61. 759.

7. Lyons, A. S. & Petrucelli, R. J. (1987). Medicine an Illustraed History. New York: Abradale Press Harry N. Abrams, Inc., Publishers.

8. Clark, W. H. (1995). The nature of cancer: morphogenesis and progressive (self) disorganization in neoplastic developmement and progression. Acta Oncol., 34. 3-21.

9. Clark, W. H. (1991). Tumour progression and the nature of cancer. In (64 ed., pp. 631-644).

10. Sirica, A. E. (1988). The pathbiology of neoplasia. New York: Plenum Press. 75

11. Foulds, L. (1969). Neoplastic development. New York: Academic Press.

12. Fisher, B. The surgical dilemna in primary therapy of invasive breast cancer: a critical appraisal. Ravitch, M. M., Julian, o. C., Scott, H. W., ThaI, A. R., and Wangensteen, O. H. 4-52. 1970. Chicago, Year Book Medical Publishers. Montly Clinical Monographs.

13. Fisher, B. & Fisher, E. Transmigration of lymph nodes by tumor cells. Science 352, 1397. 1966.

14. Farber, E. & Rubin, H. (1991). Cellular adaptation in the origin and development of cancer. Cancer Res, 51. 2751-2761.

15. Farber, E. & Sarma, D. S. (1987). Biology of disease: hepatocarinogenesis:

a dynamic cellular perspective. Lab Invest. 56, 4.

16. Rubin, H. (1990). On the nature of enduring modifications induded in cells and organisms. Am J PhyioL 258, 19.
17. Fong, C. J., Sherwood, E. R., Braun, E. J., Berg, L. A., Chung, L., & Kozlowski, J. M. (1992). Regulation of prostatic carcinoma cell proliferation and secretory activity by extracellular matrix and stromal secrections. Prostate, 21, 121-131.
18. Chung, L. W. (1993). Implications of stromal epithelial interaction in human prostate cancer growth, progression and differentiation. Semin Cancer BioI, 4, 183-192.
19. Atkins, P. W. (1995). The periodic kingdom. New York: Basic Books A Division of Harper Collins Publishers.
20. Chung, L. W., Gleave, M. E., Hsieh, J., Hong, S. 1., & Shau, H. E. (1991). Reciprical mesenchymal-epithelial interaction affecting prostate tumor growth and hormonal responsiveness. Cancer Surv., 11. 91-121.
21. Summers, D. K. (1996). The biology of plasmids. Oxford: Blackwell Science Ltd.
22. Benazzi, C., Sarli, G., Galeotti, M., & Marcato, P. S. (1993). Basement membrane components in mammary tumours of the dog and cat. J Comp PathoL 109, 241-252. Cancer· 77
23. Forsyth, I. A. (1991). The mammary gland. Baillieres Clinical Endocrinology & Metabolism, 5, 809-832.
24. Gonzalez-Sancho, J. M., Alvarez-Dolado, M., Caelles, C., & Munoz, A. (1999). Inhibition of tenascin-C expression in mammary epithelial cells by thyroid hormone. Molecular Carcinogenesis, 24, 99-107.
25. Bayraktar, M., Gedik, 0., Akalin, S., Usman, A., Adalar, N., & Telatar, F. (1990). The effect of radioactive iodine treatment on thyroid C cells. Clin Endocrinol.COxf.), 33, 625-630.

26. Davenport, H. W. & Fisher, R. B. Mechanisms of the secretion of acid by the gastric mucosa. Am J Physiol 131, 165-175.1940.

27. Sporn, M. B. (1991). Carcinogenesis and cancer: different perspectives on the same disease. Cancer Res, 51, 6215-6218.

28. Sawin, C. T. (1991). In C.T.Sawin (Ed.), Clincal Society of London. Report on Myxoedema 1888 Facsimile Edition 1991 ( London: Longmans, Green, and Co.

29. Bissel, M. J., Hall, H. G., & Parry, G. (1982). How does the extracellular matrix direct gene expression? J Theor Biol. 99,. 31-68.

30. Bartow, S. A., Pathak, D. R., Black, W. C., Key, C. R., & Teaf, S. R. Prevalence of benign, atypical and malignant breast lesions in populations at different risk for breast cancer. Cancer 60, 2751-2760. 1987.

31. Smith, T. J., Bahn, R. S., & Gorman, C. A. (1989). Connective tissue, glycosaminoglycans, and diseases of the thyroid. Endocr.Rev .. 10, 366-391.

32. Benvenga, S. & Robbins, J. Enhancement of thyroxine entry into low density lipoprotein (LDL) receptor-competence fibroblasts by LDL: an additional mode of entry of thyroxine into the cells. Endocrinology 331, 847-941. 2001.

33. Sampson, R. J., Key, C. R., Buncher, C. R., & Iijima, S. Thyroid carcinoma in Hiroshima and Nagasaki-I. Prevalence of thyroid carcinoma at autopsy. JAMA 209, 65-70. 1969.

34. Sampson, R. J. & et al. (1974). Occult thyroid carcinoma in Olmsted County, Minnesota: prevalence at autopsy compared with that in Hiroshima and Nagasaki, Japan. Cancer, 34, 2072-2076.

35. Fukunaga, F. H. & et al. (1975). Geographic pathology of occult thyroid carcinomas. Cancer, 36, 1095-1099.

36. Guiloff, R. J. & Goonetilleke, A. (1995). Natural history of amyotrophic lateral sclerosis. Observations with the Charing Cross Amyotrophic Lateral Sclerosis Rating Scales. Advances in Neurology, 68, 185-198.
37. Welcsh, P. L. & Mankoff, D. A. (2000). Taking up iodide in breast tissue. Nature, 406, 688-689.
38. Yamagata, H., Kiyohara, Y., Aoyagi, K., Kato, 1., & Iwamto, H. e. al. (200). Impact of Heliobacter pylori infection on gastric cancer incidence in a general Japanese population: The Hisayama study. Arch Intern Med, 10, 1962-1968.
39. Vyth, A., Timmer, J. G., Bossuyt, P. M., Louwerse, E. S., & de, J. (1996). Survival in patients with amyotrophic lateral sclerosis, treated with an array of antioxidants. Journal of the Neurological Sciences, 139 Suppl. 99-103.
40. Chio, A., Magnani, C., & Schiffer, D. (1995). Gompertzian analysis of amyotrophic lateral sclerosis mortality in Italy, 1957 -1987 ˜ application to birth cohorts. Neuroepidemiology, 14, 269-277.
41. Mueller, C. B. & Jeffries, W. Cancer of the breast: Its outcome as measured by the rate of dying and causes of death. Ann Surg 182,334-341. 1975.
42. Dungal, N. The special problem of stomach cancer in Iceland. JAMA 178,789-798.1961.
43. Appel, S. H., Smith, R. G., Alexianu, M., Siklos, L., Engelhardt, J., Colom, L. v., & Stefani, E. (1995). Increased intracellular calcium triggered by immune mechanisms in amyotrophic lateral sclerosis. Clinical Neuroscience, 3, 368-374.
44. Julien, J. P. (1995). A role for neurofilaments in the pathogenesis of amyotrophic lateral sclerosis. Biochemistry & Cell Biology, 73, 593-597. Cancer· 79

45. Salazar-Grueso, E. F. & Roos, R. P. (1995). Amyotrophic lateral sclerosis and viruses. Clinical Neuroscience, 3, 360-367.
46. You, W. C., Blot, W. J., Chang, Y. S., & et al (1992). Comparison of the anatomic distribution of stomach cancer and precancerous gastric lesions. Jpn J Cancer Res, 83, 1150-1153.
47. Steingrimsdottir, L. (1993). Nutrition in Iceland. Scand J Nutrr, 37, 10-12.
48. Steingrimsdottir, L., Sigurdsson, G. Jr., & Sigurdsson, G. Nutrition and serum lipids in Iceland. Scand J Nutrr 39, 138-141. 1995.
49. Venturi, S., Venturi, A., Cimini, D., Arduini, C., Venturi, M., & Guidi,A. (1993). Anew hypothesis: iodine and gastric cancer. European Joural of Cancer Prevention, 2, 17-23.
50. Jahreis, G., Schone, F., Ludke, H., & Hesse, V. (1987). Growth impairment caused by dietary nitrate intake regulated via hypothyroidism and decreased somatomedin. Endocrinologia Experimentalis, 21, 171-180.
51. Sobue, I., Saito, N., Iida, M., & Ando, K. (1978). Juvenile type of distal and segmental muscular atrophy of upper extremities. Annals of Neurology, 3, 429-432.
52. Adami, H. O. (1984). Breast cancer incidence and mortality. Aspects on aetiology, time trends and curability. Acta Chirurgica Scandinavica - Supplementum, 519, 9-14.
53. Akiyama, F., Iwase, T., Yoshimoto, M., Kasumi, F., & Sakamoto, G. (1995). Incidence of latent breast cancer in Japanese women. Joumal of Cancer Research & Clinical Oncology, 1995: 121. 564-566.
54. Mason, R. & Wilkinson, J. S. (1973). The thyroid glanda review. [Review] [52 refs]. Australian Veterinary Journal. 49, 44-49.
55. Morimoto, T., Sasa, M., Yamaguchi, T., Harada, K., & Sagara, Y.

(1994). High detection rate of breast cancer by mass screening using mammography in Japan. Japanese Journal of Cancer Research, 1994 Dec:85, 1193-1195.

56. Gourie-Devi, M., Suresh, T. G., & Shankar, S. K. (1984). Monomelic amyotrophy. Archives of Neurology. 41, 388-394.

## 5장 유방암

1. Potten, C. S., Watson, R. J., Williams, G. T., Tickle, S., Roberts, S. A., Harris, M., & Howell, A. The effect of age and menstrual cycle upon proliferative activity of the normal human breast. Br J Cancer 58, 163-170. 1988.
2. Anderson, T. J., Ferguson, D. J., & Raab, G. M. Cell turnoverin the "resting" human breast: influence of parity, contraceptive pill, age and laterality. Br J Cancer 46, 376-382.1982.
3. McCready, D. & Eskin, B. When the breasts are lumpy and painful. Patient Care Canada 7,61-65. 1996.
4. Hutter, RV. Concensus meeting: Is fibrocystic disease of the breast precancerous? Arch Pathol Lab Med 110, 171-173.1986.
5. Monson, R. R., Yen, S., & MacMahon, B. Chronic mastitis and carcinoma of the breast. Lancet July 31, 224-226.1976.
6. Gullino, P. M. Natural history of breast cancer. Cancer 39, 2697-2703.
7. 1977.
8. Cullen, K. J., Allison, A., Martire, I., Ellis, M., & Singer, C. (1992). Insulin-Like Growth Factor Expression in Breast Cancer Epithelium and Stroma. Breast.Cancer Res.Treat., 22. 21-29.
9. Hutter, R. V. Goodbye to "Fibrocystic disease". The New England

Journal of Medicine 312,179-181. 1985. 99

10. Tobiassen, T., Rasmussen, T., Doberl, A., & Rannevik, G. Danazol treatment of severely symptomatic fibrocystic breast disease adn long term follow up - The Hjorring project. Acta Obstet Gynecol Scand Suppl 123, 159-176. 1984.
11. Fentiman,1. S. Prospects for the prevention of breast cancer. Ann Rev Med 43, 181-194. 1992.
12. Devitt, J. E. Abandoning fibrocystic disease of the breast: timely end of an era. Can.Med.Assoc.J. 134,217-218. 1986.
13. Love, S. M., Gelman, R. S., & Silen, W. Fibrocystic "Disease" of the breast -a nondisease? The New England Journal of Medicine 307,1010-1014.1982.
14. Love, R. R. Approaches to the prevention of breast cancer. J Clin Endocr Metab 80,1757-1760.1995.
15. Benign and malignant proliferative epithelial lesions of the breast; a review. Eur J Cancer Clin Oncol 19, 1717-1720. 1985.
16. Davis, H. H., Simons, M., & Davis, J. B. Cystic Disease of the breast: relationship to carcinoma. Cancer 8, 957-978. 1964.
17. Dupont, W. D. & Page, D. L. Risk factors for breast cancer in women with proliferative breast disease. The New England Journal of Medicine 312,146-151. 1985.
18. Ashikari, R., Huvos, A. G., Snyder, R. E., Lucas, J. C., Hutter, R. V., McDivitt, R. W., & Schottenfeld, D. A clinicopahtologic study of atypical lesions of the breast. Cancer 33,310-317. 1974.
19. Kramer, W. M. & Rush, B. F. Mammary duct proliferation in the elderly. Cancer 31,130-137.1973.
20. Cook, M. G. & Rohan, T. E. (1985). The pathoepidemiology of benign proliferative epithelial disorders of the female breast. J Pathol. 146, 1-15.

21. Page, D. L. & Dupont, W. D. (1990). Anatomic markers of human premalignancy and risk of breast cancer. Cancer, 66, 1326.
22. Bodian, C. A., Perzin, K. H., Lattes, R., Hoffmann, P., & Abernathy, T. G. (1993). Prognostic significance of benign Breast Cancer· 101 proliferative breast disease [see comments]. Cancer, 1993 Jun 15:71. 3896-3907.
23. Webber, W. & Boyd, N. (1986). A critique of the methodology of studies of benign breast disease and breast cancer. J Nat! Cancer Inst, 77, 397-404.
24. Townsend, C. M. (1980). Breast Lumps. Clinical symposia Ciba, 32, 3-32.
25. Wellings, S. R. Development of human breast cancer. Advan Cancer Res 31, 287-314. 1980.
26. Tulinius, H. & Sigvaldason, H. (1982). Trends in incidenceof female breast cancer in the Nordic countries. In K.Magnus (Ed.), Trends in Cancer Incidence (pp. 235-247). Washington: Hemisphere Publishing Corporations.
27. Hutchison, W. B., Thomas, D. B., & Hamlin, W. B. (1980). Risk of breast cancer in women with benign breast disease. J Natl Cancer Inst. 65, 13-20.
28. Wellings, S. R., Jensen, H. M., & Marcum, R. G. An atlas of subgross pathology of the human breast with special reference to possible precancerous lesions. J Nat.Cancer lnst. 55, 231-273. 1975.
29. Rosen, P. P., Braun, D. W., & Kinne, D. E. (1980). The clinical significance of pre-invasive breast carcinoma. Cancer, 46, 919-925.
30. Haagensen, D. E. (1991). Is cystic disease related to breast cancer? Am J Surg Patho!' 15, 687-694.
31. Dupont, W. D. & Page, D. L. (1985). Risk factors for breast cancer in women with proliferative breast disease. The New England Journal of Medicine, 312, 146.

32. Connolly, J. L. & Schnitt, S. J. (1993). Benign breast disease-resolved and unresolved issues. Cancer, 71. 1187-1189.

33. Rosen, P. P. (1991). "Borderline" breast lesions (letter). Am J Surg Patho!' 15, 1100-1102.

34. Moseson, M., Koenig, K. L., Shore, R. E., & Pasternack, B. S. (1993). The influence of medical conditions associated with hormones on the risk of breast cancer [published erratum appears in Int J Epidemiol1994 Dec;23(6): 1330]. International Journal of Epidemiology, 22, 1000-1009.

35. Boynes, A. R., Cole, E. N., & Griffiths, K. Plasma prolactin in breast cancer. Eur J Cancer 9,99-102. 1973.

36. Kodlin, D., Winger, E. E., Morgenstern, N. L., & et al (1977). Chronic mastopathy and breast cancer A follow up study. Cancer, 39, 2603-2607.

37. Lubin, F., Wax, Y., Ron, E., Black, M., Chetrit, A., Rosen, N., Alfandary, E., & Modan, B. (1989). Nutritional factors associated with benign breast disease etiology: a casecontrol study. American Journal of Clinical Nutrition, 50, 551-556.

38. Hellman, S. Dogma and inquisition in medicine. Cancer 71,2430-2433. 1993.

39. Krieger, N. & Hiatt, R. A. (1992). Risk of breast cancer after benign breast diseases: variation by histologic type, degree of atypia, age of biopsy, and length of follow up. Am J Epidemiol., 135, 619-631.

40. Bodian, C. A. (1993). Benign breast disease, carcinoma in situ, and breast cancer risk. Epidemiol.Rev., 15, 177-187.

41. Goodwin, W. H., Miller, T. R., Sickles, E. A., & et al (1990). Lack of correlation of clinical breast examination with high risk histopathology. American Journal of Medicine, 89, 752-756.

42. Dupont, W. D., Parl, F. F., Hartmann, W. H., & et al (1993). Breast cancer risk associated with proliferative breast disease and atypical

hyperplasia. Cancer, 71, 1258-1265.

43. Skrabanek, P. False premises and false promises of breast cancer screening. Lancet Aug 10,316-320.1985.

44. Gallager, H. S. & Martin, J. E. The study of mammary carcinoma by mammography and whole organ sectioning. Cancer 23, 855-873. 1969.

45. Black, M. M., Barclay, T. H., Cutler, S. J., Hankey, B. F., & Asire, A. J. Association of atypical characteristics of benign breast lesions with subsequent risk of breast cancer. Cancer 29,338-343. 1972. Breast Cancer • 103

46. Eskin, B. A. (1970). Iodine metabolism and breast cancer. Trans NY Acad Sci, 32, 911-947.

47. Eskin, B. A., Grotkowski, C. E., Connolly, C. P., & Ghent, W. R. (1995). Different tissue responses for iodine and iodide in rat thyroid and mammary glands. Biol Trace Element Res, 49, 9-19.

48. Eskin, B. A., Grotkowski, C. E., Connolly, C. P., & Ghent, W. R. (1995). Different tissue responses for iodine and iodide in rat thyroid and mammary glands. Biological Trace Element Research, 49, 9-19.

49. Ghent, W. R., Eskin, B. A., Low, D. A., & Hill, L. P. (1993). Iodine replacement in fibrocystic disease of the breast. Can J Surg, 36, 453-460.

50. Eskin, B. A., Shuman, R., Krouse, T., & Merion, J. A. (1975). Rat mammary gland atypia produced by iodine blockade with prechlorate. Cancer Res. 35, 2332-2339.

51. Strum, J. M. (1978). Site of iodination in rat mammary gland. Anat Rec, 192, 235-244.

52. Strum, J. M., Phelps, P. C., & McAtee, M. M. (1983). Resting human female breast tissue produces iodinated proteins. J Ultrastruct Res. 84, 130-139.

53. Eskin, B. A., Sparks, C. E., & LaMont, B. I. The intracellular metabolism

of iodine in carcinogeneis. Biol Trace Element Res 1,101-117.1979.

54. Krouse, T. B., Eskin, B. A., & Mobini, J. Arch Pathol Lab Med 103,631-634.1979.

55. Thorpe, S. M. (1976). Increased uptake of iodide by hormone-responsive compared to hormone-dependentmammary tumors in GR mice. Int J Cancer. 18. 345-350.

56. Aquino, T. I. & Eskin, B. A. (1972). Rat breast structure in altered iodine metabolism. Arch Pathol. 94. 280-285.

57. Eskin, B. A., Krouse, T. B., Modhera, P. R., & Mitchell, M. A. (1986). Etiology of mammary gland pathophysiology induced by iodine deficiency. In G.Medeiros-Neto & E. Gaitan (Eds.), Frontiers in thyroidology. Proceedings of the Ninth International Congress. (pp. 1027-1031). New York: Plenum.

58. Ciatto, S. & Bonardi, R. Is breast cancer ever cured? Followup study of 5623 cancer patients. Tumori 77, 465-467. 1991.

59. Devitt, J. E. Breast cancer: have we missed the forest because of the tree? Lancet 344, 734-735. 1994.

60. Lee, K., Bradley, R., Dwyer, J., Lee, S. L., & '(1999). Too much or too little: The implication of current Iodine intake in the United States. Nutrition Reviews. 57. 177-181.

61. Fisher, E. R., Gregorio, R. M., & Fisher, B. (1975). The pathology of invasive breast cancer. A syllabus derived from findings of the National Surgical Breast Cancer Project (Protocol no. 4). Cancer. 36. 1-85.

62. Adami, H. o. & Killander, D. (1984). Prediction of survival in breast cancer. Principles and current status of hormone receptors and DNA content as prognostic factors. Acta Chirurgica Scandinavica - Supplementum. 519. 25-34.

63. Kelsey, J. L. & Berkowitz, G. S. Breast cancer epidemiology. Cancer Res

48, 5615-5623. 1988.

64. Madigan, M. P., Zeigler, R. G., Benichou, J., Byrne, C., & Hoover, R. N. Proportion of breast cancer cases in the United Startes explained by well-established risk factors. J Nat.Cancer Inst. 87, 1681-1685. 1995.
65. Kelsey, J. L. A review ofteh epidemiology of human breast cancer. Epidemiol.Rev. 1, 74-108. 1979.
66. Buell, P. J. Changing incidence of breast cancer in JapaneseAmerican women. J Nat! Cancer Inst 51, 1479-1483. 1973.
67. Inoue, R., Fukutomi, T., Jshijima, T., Matsumoto, Y., Sugimura, T., & Nagao, M. Germline mutation ofBRCA1 in Japanese breast cancer families. Cancer Res 55, 3521-3524.1995.
68. Gallager, H. S. & Martin, J. E. Early phases in the development of breast cancer. Cancer 24, 1170-1178.1969.
69. Qualheim, R. E. & Gall, E. A. Breast carcinoma with multiple sites of origin. Cancer 10,460-468. 1957.
70. Hunter, D. J., Spiegelman, D., Adami, H. 0., Beeson, L., van den Brant, P. A., Folsom, A. R., & Fraser, G. E. Cohort studies of fat intake and the risk of breast cancer a pooled Breast Cancer • 105 analysis. The New England Journal of Medicine 334, 356-361. 1996.
71. Miller, A. B., Kelly, A., Choi, N. W., Matthew, V., Morgan, R. W., Munan, L., Burch, J. D., Feather, J., Howe, G. R., & Jain, M. A study of diet and breast cancer. Amer J Epidemiology 107, 499-509. 1978.
72. Wiseman, R. A. (2000). Breast cancer hypothesis: a single cause for the majority of cases. J Epidemiol Community Health, 54, 851-858.
73. Weisburger, J. H., Reddy, B. S., Cohen, L. A., Hill, P., & Wynder, E. L. (1982). Mechanisms of promotion in nutritional carcinogenesis. Carcinogenesis, a Comprehensive Survey: 1982:7, 175-182.
74. Garnick, M. B. & Fair, W. R. Combating prostate cancer. Scientific

American [December], 74-83. 1998.

75. Riggs, J. E., Schochet, S. S. J., & Gutmann, L. (1984). Benign focal amyotrophy. Variant of chronic spinal muscular atrophy. Archives of Neurology, 41, 678-679.

76. Haggie, J. A. & et al. (1987). Fibroblasts from relatives of patients with heriditary breast cancer show fetal-like behavior in vitro. Lancet, i, 1455-57.

77. Adami, H. 0., Rimsten, A., Stenkvist, B., & Vegelius, J. (1978). Reproductive history and risk of breast cancer: a case-control study in an unselected Swedish population. Cancer, 41, 747-757.

78. Adami, H. 0., Hansen, J., Jung, B., & Rimsten,A. J. (1980). Age at first birth, parity and risk of breast cancer in a Swedish population. British Journal of Cancer, 42, 651-658.

79. MacMahon, B., Cole, P., Lin, T. M., Lowe, C. R., Mirra, A. P., Ravnihar, B.,Salber, E. J., Valaoras, V. G., & Yuasa, S. Age at first birth and breast cancer risk. Bull WId Hlth Org. 43,209-221. 1970.

80. Ziegler, R. G., Hoover, R. N., Pike, M. C., Hildesheim, A., Nomura, A. M., West, D. W., Wu-Williams, A. H., Kolonel, L. N., & Horn-Ross, P. L. Migration patterns and breast cancer risk in Asian-American women. J Nat.Cancer Inst. 85, 1819-1827. 1993.

81. Katagari, T., Emi, M., Ito, 1., Kobayashi, K., Yoshimoto, M., Iwase, T., Kasumi, F., Miki, Y., Skolnick, M. H., & Nakamura, Y. Mutations in the BRCAI gene in Japanese breast cancer patients. Human Mutation 7,334-339. 1996.

82. Mittra, 1., Perrin, J., & Kumaoka, S. Thyroid and other autoantibodies in British and Japanese women: an epidemiological study of breast cancer. BMJ 1, 257-259. 1976.

83. Sigurjonsson, J. (1940). The small-size Iodine-Rich thyroid. In Studies

on the human thyroid gland in Iceland (pp. 279-282). Reykjavik.

84. Carter, C. L., Corle, D. K., Micozzi, M. S., & e (1988). A propective study of the development of breast cancer in 16,692 women with benign breast disease. Am J Epidemiology, 128, 467-477.

85. Gray, G. E., Pike, M. C., Hirayama, T., Tellez, J., Gerkins, V., Brown, 1. B., Casagrande, J. T., & Henderson, B. E. (1982). Diet and hormone profiles in teenage girls in four countries at different risk for breast cancer. Preventive Medicine, 1982 Jan;l1, 108-113.

86. Steingrimsdottir, L. (1993). Nutrition in Iceland. Scand Ju Nutri. 37, 10-12.

87. Bjarnason, 0., Day, N., Snaedal, G., & Tulinius, H. The effect of year of birth on the breast cancer age-incidence curve in Iceland. Int J Cancer 13, 689-696. 1974.

88. Randall, H. (1996). Iceland's bounty. Canadian Wildlife, 12-19.

89. Bjarnason, 0., Day, N., Snaedal, G., & Tulinius, H. (1974). The effect of year of birth on the breast cancer age-incidence curve in Iceland. International Journal of Cancer, 1974 May 15; 13, 689-696.

90. Crooks, 1., Tulloch, M. 1., Turnbull, A. C., Davidson, D., Skulason, T., & Snaedal, G. Comparative incidence of goitre in pregnancy in Iceland and Scotland. Lancet Sept 23,625-627.1967.

91. Alexander, W. D., Gudmundsun, T. V., Bluhm, M. M., & Harden, R. M. Studies of iodine metabolism in Iceland. Acta Endocr 46,679-683. 1964.

92. Maunsell, E., Brisson, J., & Deschenes, L. Social support and survival among women with breast ca. Cancer 76, 631-637. 1995.

93. Townsend, C. M. (1988). Management of breast cancer. Ciba Foundation Colloquia on Endocrionology 3-32.

94. Love, S. M. & Lindsay, K. (1995). Dr. Susan Love's Breast Cancer book. (Second ed.) Cambridge, Massachusetts: Perseus Books.

95. Rawson, R. W. The thyroid gland. [18], 35-63. 1966. Ciba Serial (Book,Monograph)

96. Williams, R. H. & Bakke, J. L. (1962). The Thyroid. In R.H.Williams (Ed.), Textbook of Endocrinology (3 ed., pp.96-281). Philadelphia: W.B. Saunders Company.

97. Beaston, G. T. On the treatment of inoperaable cases of carcinoma of the mamma: Suggestions for a new method of treatment, with illustrative cases. Lancet 2, 104-107-162-165.1896.

98. Liechty, R. D., Hodges, R. E., & Burket, J. (1963). Cancer and thyroid function. JAMA, 183, 30-32.

99. Pories, W. J., Mansour, E. G., & Strain, W. H. (1972). Trace elements that act to inhibit neoplastic growth. Annals of the New York Academy of Sciences, 199, 265-273.

100. Shering, S. G., Zbar, A. P., Moriarty, M., McDermott, E. W., O'Higgins, N. J., & Smyth, P. P. (1996). Thyroid disorders and breast cancer. European Journal of Cancer Prevention, 5, 504-506.

101. Morabia, A., Szklo, M., Stewart, W., Schuman, L., Thomas, D. B., & Zacur, H. A. (1992). Thyroid hormones and duration of ovulatory activity in the etiology of breast cancer. Cancer Epidemiology, Biomarkers & Prevention, 1, 389-393.

102. Mittra, I. & Hayward, J. L. (1974). Hypothalamic-pituitarythyroid axis in breast cancer. Lancet. 1, 885-888. 108 • Breast Cancer and Iodine

103. Martinez, L., Castilla, J. A., Gil, T., & et al (1995). Thyroid hormones in fibrocystic disease. Eur J Endocrinol. 132, 673-676.

104. Bulbrook, R. D., Thomas, B. S., Farah, J. M., Jr., & Hayward, J. L. (1981). A prospective study of the relation between thyroid function and subsequent breast cancer. In M.C.Pike, P. K. Siiteri, & C. W. Welsch (Eds.), Hormone and breast cancer Banbury report (pp. 131-140). Cold

Spring Harbor: Cold Spring Harbor Laboratory.

105. Wynder, E. L., Bross, 1. J., & Hirayama, T. (1960). A study of the epidemiology of cancer of the breast. Cancer, 13, 559-601.

106. Peter, F., Pickardt, C. R., & Breckwoldt, M. Thyroid hormones in benign breast disease. Cancer 56, 1982-1085. 1985.

107. Vorherr, H. Thyroid function in benign and malignant breast disease. Eur J Cancer Clin Oncol 22, 301-307. 1986.

108. Smyth, P. P. Thyroid disease and breast cancer. J Endocrin Invest 16, 396-401. 1993.

109. Thomas, B. S. & et al. (1983). Thyroid function in early breast cancer. Eur J Cancer Clin Oncol. 19(9), 1213-1219.

110. Estes, N. C. (1981). Mastodynia due to fibrocytic disease of the breast controlled with thyroid hormone. Am J Surg, 142(6), 764-766.

111. Moosa, A. R., Price-Evans, D. A., & Brewer, A. C. (1973). Thyroid status and breast cancer. Ann R ColI Surg Engl. 53, 178-188.

112. Edelstyn, G. A., Lyons, A. R., & Welbourn, R. B. (1958). Thyroid function in patients with mammary cancer. Lancet. 1 (7022), 670-671.

113. Nasset, E. S. & et al. (1959). Inhibition of gastric secretion by thyroid preparations. Am J Physio!. 196, 1262-1265.

114. Backwinkle, K. & Jackson, A. S. (1964). Some features of breast cancer and thyroid deficiency. Cancer, 17, 1174.

115. Schottenfeld, D. (1968). The relationship of breast cancer to thyroid disease. J Chron Dis, 21, 303. Breast Cancer • 109

116. Stoll, B. A. (1965). Breast cancer and hypothyroidism. Cancer. 18. 1431-1436.

117. Thomas, B. S., Bulbrook, R. D., Russell, M. J., Hayward, J. L., & Millis, R. Thyroid function in early breast cancer. Eur J Cancer Clin Oncol19, 1213-1219. 1983.

118. Stoll, B. A. (1962). A clinical trial of triiodothyronine as a hormone potentiator in advanced breast cancer. British Journal of Cancer. 16. 436-440.

119. Adamopoulos, D. A. & et al. (1986). Thyroid disease in patients with benign and malignant mastopathy. Cancer, 57(1). 125-128.

120. Humphrey, L. J. & et al. (1964). The relationship of breast cancer disease to thyroid disease. Cancer. 17. 1170-1173.

121. Chalstrey, L. J. & et al. (1966). High incidence of breast cancer in thyroid cancer patients. Brit J Cancer. 20. 670-675.

122. Lyons, A. R. & et al. (1965). Thyroid hormone as a prophylactic agent following radical treatment of breast cancer. BritJ Cancer. 19. 116-121.

123. Moossa, A. R. & et al. (1973). Thyroid status and breast cancer. Reappraisal of an old relationship. Ann R ColI Surg Engl. 53. 178-188.

124. MiUra, 1., Hayward, J. L., & McNeilly, A. S. (1974). Hypothalamic-pituitary-thyroid axis in breast cancer. Lancet, 1, 889-891.

125. Emery, E. W. & Trotter, W. R. Triiodothyronine in advanced breast cancer. Lancet feb 16, 358-359. 1963.

126. Spencer,J.G.(1954) The influence of the thyroid in malignant disease. British J of Cancer7:8 393-411.